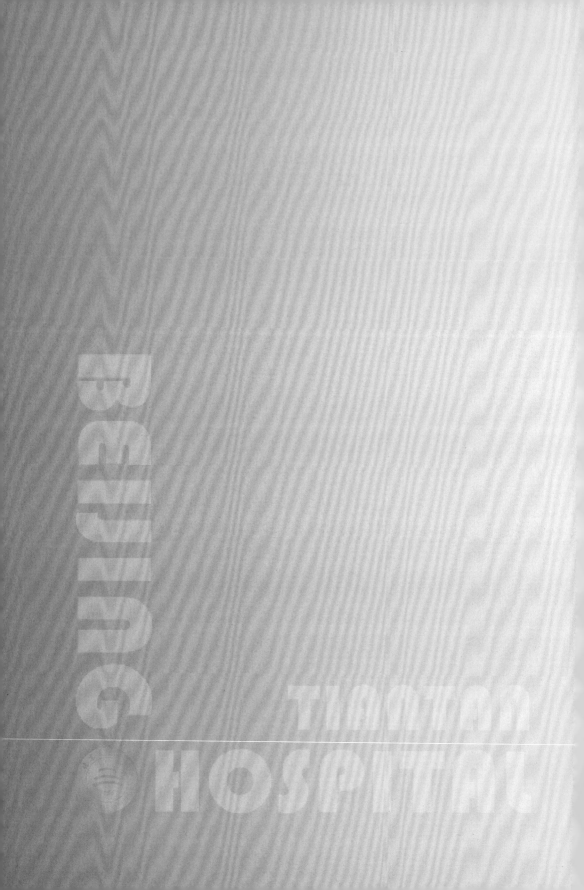

CLINICAL HANDBOOK
OF NEUROMEDICINE

北京天坛医院
神经医学临床工作手册

北京天坛医院神经医学临床工作手册

神经心脏病学临床实践

总主编　赵继宗　王拥军

主　编　刘杰昕

人民卫生出版社

·北　京·

编　委（以姓氏汉语拼音为序）

丁则昱　神经心脏病学中心

康开江　神经心脏病学中心

李朝霞　神经心脏病学中心

刘杰昕　神经心脏病学中心

穆　洪　急诊科

王佳玉　神经心脏病学中心

吴越阳　心脏大血管病中心

杨晓萌　神经心脏病学中心

编委单位　首都医科大学附属北京天坛医院

主编简介

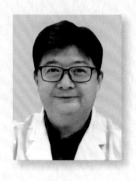

刘杰昕 比利时天主教鲁汶大学（K.U.Leuven）心脏病学博士（PhD），主任医师，首都医科大学附属北京天坛医院神经心脏病学中心学科带头人。

北京市特聘专家、全国空间科学及其应用标准化技术委员会委员、中国航天员中心航天员医监医保特聘专家、欧美同学会医师协会理事、中国心脏联盟晕厥学会常务理事、中国老年保健医学研究会晕厥分会常务理事、中国电子学会生命电子学分会理事、欧洲心脏病学会会士（FESC）。《中国超声医学杂志》《罕少疾病杂志》《社区医学杂志》《中国煤炭工业医学杂志》编委，*PLoS ONE*、*Computers in Biology and Medicine* 等国际期刊审稿人。

精通国际先进的无创自主神经功能和无创心功能检测及分析方法。长期从事晕厥、直立性低血压及自主神经功能障碍的临床诊断治疗、心脏急重症抢救及介入治疗、心脏起搏同步化治疗、无创心脏电生理检测以及航天医学相关研究工作。

丛书序言

2023 年 5 月，国家卫生健康委、国家中医药管理局联合印发《改善就医感受提升患者体验主题活动方案（2023—2025 年）》，要求进一步解决人民群众看病就医的急难愁盼问题，改善全过程的就医感受，保障人民群众享有公立医院高质量发展成果。其中，神经医学作为诊治发生在中枢、周围和自主神经系统，表现为感觉、运动、意识、自主神经功能障碍等疾病的学科，其诊疗模式与诊疗技术都得到了迅猛的发展，与人民群众的健康息息相关。神经医学相关临床科室主要包括神经内科和神经外科，主要诊治涉及神经系统（脑、脊髓和周围神经）及其附属机构（颅骨、脑膜、脑血管等）的损伤、炎症、肿瘤、畸形和某些功能紊乱疾患（如神经痛、癫痫等）的各类疾病，以及研究与病因、病理、症状、诊断与防治相关的各项理论和技术。

首都医科大学附属北京天坛医院是一所以神经外科为先导，以神经科学集群为特色，集医、教、研、防为一体的三级甲等综合医院，是亚洲神经外科临床、科研、教学基地，设立国家神经系统疾病临床医学研究中心等机构，是中国临床神经医学的引领者。在以患者为中心的服务理念的指导下，北京天坛医院打破原有的同一神经疾病分别在神经内科和神经外科诊治的状况，建立以神经系统疾病为中心的联合诊疗模式，整体提升医疗服务的舒适化、智慧化、数字化水平。

为了积极响应国家政策的导向、满足人民群众就医的需求和顺应神经医学的发展，北京天坛医院充分发挥在神经疾病联合诊疗领域的丰富经验以及居国内领先地位的各项诊疗技术水平的优势，举全院之力，组织神经内、外科一线专家联合撰写《北京天坛医院神经医学临床工作手册》系列丛书，以期充分体现目前国际推行的疾病新诊疗理念，展示北京天坛医院对神经系统疾病真实的诊治流程及诊治水平。

本系列丛书作为一套神经科的工具书，内容突出实用，撰写框架符合临床诊疗流程及习惯，贴近临床、实用性强，对临床实践的诊疗指导性强，相信对我国的神经内、外科临床医师全面掌握各种神经系统疾病的临床表现、诊断方法，以及治疗措施大有裨益。同时，希望本系列丛书能够对推进建立神经系统疾病为中心的联合诊疗模式发挥作用，改进诊疗流程，减少不必要的多次门诊就诊，提升患者门诊就诊的体验。

中国科学院　院士

国家神经系统疾病临床医学研究中心　主任

2023 年 9 月

丛书总前言

近年来，随着医学研究的进步与临床实践工作的发展，完全传统依靠单一学科的诊疗方式已无法满足许多疾病的临床需求，打破原有的同一疾病内外科分别治疗的现状，针对一个系统疾病，相关内外科（包括介入等）共同协作治疗的联合诊疗模式已越来越成为一种医疗趋势。神经系统疾病亦是如此，如脑血管病、癫痫、帕金森病等都越来越需要神经内外科的综合协作诊疗，发挥各自的优势，协同互补。因此，能够体现"联合诊疗"这一理念的神经医学临床工作手册具有重要的指导价值。

首都医科大学附属北京天坛医院的神经医学临床工作在国内一直稳居领先地位。神经外科中心是国内规模最大、亚专科最齐全的神经外科临床诊疗、教学和科学研究中心，涵盖所有神经外科亚专科，包含脑血管病（开放及介入手术）、儿童神经外科、颅脑创伤、脊髓脊柱、颅内肿瘤、颅底脑干、颅内外沟通肿瘤、功能神经外科、神经内镜、周围神经外科、意识障碍等。神经病学中心是全国规模最大、学科建设最为齐全的神经内科学科之一，包括血管神经病学科、神经重症医学科、介入神经病学科、运动障碍性疾病科、认知障碍性疾病科、神经感染与免疫疾病科、神经肌肉病学科、癫痫科、头痛科九个亚专科。在神经系统疾病的联合诊疗领域，北京天坛医院具有丰富且处于国内领先水平的临床经验和工作基础。

在此背景下，我们组织了北京天坛医院神经内外科等专业的专家联合撰写了《北京天坛医院神经医学临床工作手册》丛书，希望能够突出北京天坛医院特色、反映北京天坛医院对神经系统疾病真实的诊治流程及诊治水平。本套丛书内容紧扣目前国际推行的疾病新诊疗理念撰写框架，同时注意符合临床诊疗流程及习惯，突出实用性，旨在对临床医生提供真正的帮助。本套丛书计划分为以下 12 个分册：脑血管病、脑肿瘤、运动障碍疾病、癫痫疾病、神经系统感染和自身免疫性疾病、脊髓脊柱疾病、周围神经及肌肉疾病、颅脑创伤、认知障碍性疾病、小儿神经系统疾病、头痛头晕和神经心理性疾病、神经心脏病学临床实践，陆续出版。

希望本套丛书对全国从事神经医学相关临床工作的同道起到良好的参考指导作用，推动神经医学诊疗工作的进步。

首都医科大学附属北京天坛医院　院长

2023 年 9 月

前　言

　　从 20 世纪中叶，人们便开始对大脑和心脏之间的联系产生了浓厚的兴趣。1942 年，美国哈佛大学医学院 Walter B.Cannon 教授发表的 *Voodoo Death*（《巫毒死亡》），首先引起了世界医学界的广泛关注。该文章认为强烈的精神恐惧会导致人体交感神经系统出现严重异常而引发猝死，由此开启了人类探索大脑与心脏之间关系的道路。之后，人们逐渐发现中枢神经系统与循环系统，无论在形态结构上还是在功能上都有着深刻而广泛的联系，并且彼此相互作用。

　　20 世纪后半叶，神经心脏病学（neurocardiology）这个概念开始出现并逐渐发展。科学家们更加深入地探讨神经系统与循环系统之间的相互影响，特别是在心律失常、晕厥、心源性卒中等方面，更加深入地研究大脑如何影响心脏功能，而心脏疾病又如何影响神经系统。随着医学界对神经系统与循环系统之间相互作用的认识不断加深，神经心脏病学也逐渐成为了一个独立的医学领域，对于理解和治疗许多心脏疾病和神经疾病具有重要意义。

　　虽然起步较晚，但神经心脏病学作为一门独立的学科，发展迅速。这主要得益于医学检测技术的进步、生物医学工程的创新以及分子生物学的突破。这些进步使得医学工作者能够更加精确地观察和理解神经系统与循环系统之间的复杂相互作用。

　　本书详细探讨了心脏与大脑之间的相互作用，更着重说明了如何通过理解这些相互作用，更好地预防、诊断和治疗相关疾病。书中内容涵盖了从晕厥、直立不耐受综合征到心源性栓塞性卒中等多个主题，特别介绍了较多关于心脏与大脑相互作用的最新研究，秉持科学严谨的态度，力求确保信息的准确性和时效性，适用于心脏病学、神经病学的医生、科研人员、医学院学生，以及对神经心脏病学感兴趣者。

　　神经心脏病学是当今世界范围内临床医学关注的重点之一。本书中呈现了较多现有医学教科书中尚未提及的新知识点，虽然涉及范围广泛，但仍难以全面、系统覆盖神经心脏病学这一概念，只侧重于目前已经开展的临床实践工作，亟待后续进一步完善。

　　特别期待广大读者的宝贵意见和建议，促进本书的不断发展和进步，也希望本书能成为您宝贵、常用的参考资料。

2024 年 6 月 18 日

目　录

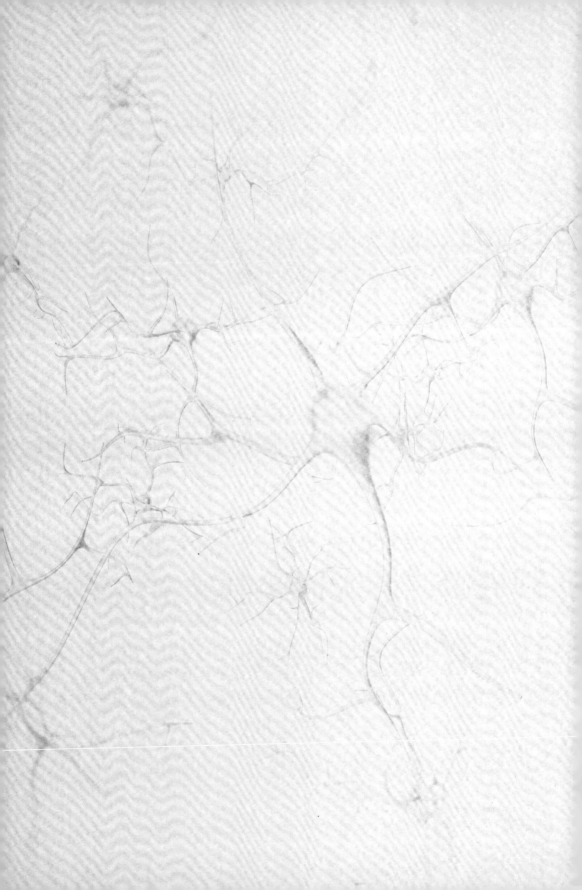

第一章

神经心脏病学概论

【概念】

神经心脏病学（neurocardiology）是一门新兴的医学科学，是建立在神经病学及心脏病学基础上的交叉学科，用以研究人体的神经、精神及心理与心血管系统疾病及循环功能之间的相互作用。

人是完整而统一的生命体，人体的各项生命活动都是由身体内的各个脏器有序、协调地完成着。在这个过程中，人体的两大重要器官——心脏和大脑，密切联系又相互制约。从既往的病理生理学研究中，我们不难看出：①人体的循环系统每时每刻都受到高级神经系统的调控，无论是心脏、血管的结构变化，还是其功能的改变都毫不间断地受到神经系统的控制；②人体心血管的功能活动又通过各种反馈机制影响着神经系统的调控；③在病理状态下，无论是心脏的改变还是神经功能的改变，都将影响或改变人体正常的生命活动。在事实上，心脏和大脑是一个非常密切且不可分离的整体。

人们对神经心脏病学的认识经历了一个较为漫长的过程。在过去的几十年中，越来越多的证据表明：深入了解心脏和大脑之间的相互作用，对心血管和神经系统疾病的诊疗都具有重要的潜在意义。例如，通过对心血管变异性（cardiovascular variability）及压力反射敏感性（baroreflex sensitivity）的分析，人们可以了解到神经系统与循环系统之间的内在相互联系。这种联系就像桥梁一样建立在两个重要系统之间。而这种认识也就是人们对于神经心脏病学的最早、最基本的理解。

【工作范畴】

在神经心脏病学中，我们既需要探究目前已经摆在人们面前的疑惑，更需要寻求探究那些现在仍未被人们所察觉的问题。

（一）由心到脑，以及由脑到心

临床上，一些神经系统疾病经常是由循环系统的结构、功能异常所引发。例如，急性缺血性卒中（acute ischemic stroke）、短暂性脑缺血发作（transient ischemic attack，TIA）等就可能是由于心律失常和/或充血性心力衰竭所引起。心房颤动（atrial fibrillation，AF）是一种临床上十分常见的心律失常，常常会导致栓塞性急性缺血性卒中及 TIA 的发生。更深入的研究还发现，即便心房颤动患者没有临床上明确的卒中表现，心房颤动也可能由于其引发的心输出量降低、自主神经功能改变等多种机制，导致患者认知功能的损害以及脑结构的改变，如海马萎缩。很多证据都提示着临床医师，在评估心房颤动的治疗方案时，还应当考虑对患者的认知功能，以及大脑结构的完整性进行细致评价。

与此相对应，脑部的损伤也可波及心脏，导致心电图的异常和心律失常，造成心肌损害、心功能减退，甚至猝死。例如，蛛网膜下腔出血常会导致患者心电图的显著改变，甚至出现心室颤动；极度的惊恐、情绪应激（如 Takotsubo 综合征）会引起室上性或 / 及室性心律失常，还可能进一步发展为一过性左心室功能障碍。

（二）心脑的相互制约

生命过程中，循环系统与神经系统的相互调节，在维持人体血压、心率、呼吸等基础生命指标的稳定中，更是起到了至关重要的作用。在某些状态下，如果人体神经系统的监控、调节功能出现异常，就会导致其循环功能的障碍。晕厥（syncope）在普通人群中十分常见，是一种由于大脑低灌注所导致的短暂意识丧失，发生迅速、持续时间短暂，但可以自行恢复，有超过 1/3 的人在一生中都会经历过不止一次的晕厥。既往美国的流行病学统计资料显示，晕厥的就诊率可以占整个医院急诊急症就诊率的 3%；而住院接受相应检查和治疗的晕厥患者可以占医院总住院患者数的 6% 左右。由于其病因诊断的困难性、治疗的独特性等特点，诊疗费用相对偏高。例如，既往美国卫生经济学研究显示，每年用于其全国晕厥诊治的总费用就高达 24 亿美元，而同期用于呼吸系统慢性阻塞性肺疾病（COPD）的总花费却仅为 19 亿美元；晕厥患者的平均住院费用也高达 1.2 万美元。在晕厥中，结构性心脏病和原发性心电疾病所引起的晕厥往往标志着患者有着极高的死亡风险；而良性预后的反射性晕厥，也会由于突发的意识丧失很容易使患者出现外伤等意外事件，并且反复发作的症状会使患者丧失治疗信心，产生压抑、恐惧的情绪，严重影响患者的心理，致使其日常生活质量明显下降。

晕厥是神经心脏病学诊疗及研究的重点。这不仅是因为晕厥的基础研究仍相对薄弱，更因为晕厥在临床治疗上还缺少必要的完整性与统一性。晕厥的诊断是一个相对复杂的问题，可能牵涉临床多个学科，如心血管内科、神经内科、急诊科、内分泌科、老年科和综合内科等，而在现今的医疗体系中，这些相关科室之间缺乏非常必要的紧密联系；同时，不同专业的医生对晕厥大多缺少完整的认识，这对会诊、转诊、共同救治患者产生了诸多不便。另外，对晕厥患者本人而言，由于医学知识的缺陷，在寻求治疗等方面也较为困难。

对于晕厥的诊断，国内只有为数不多的一些医院可以开展血流动力学监测的直立倾斜试验检查工作，而且检查方法及水平参差不齐，缺乏统一的标准化。与此同时，反射性晕厥的治疗及疗效评估工作，在国内几乎是个空白；对晕厥发病机制的基础研究工作极为薄弱；与晕厥相关的血流动力学、自主神经功能等研究工作几乎为空白。

（三）神经功能衰退

自主神经功能衰竭（autonomic failure）也处于神经心脏病学的工作范畴。随着社会生活的发展以及人口老龄化的加剧，冠心病、糖尿病等疾病的发病率不断增加，衰老也成为了不可抗拒的因素，这些都与心脏、脑等重要脏器功能退化的病理基础密切相关。直立性低血压（orthostatic hypotension，OH）是老年自主神经功能障碍的最常见临床表现，明显增加了老年患者跌倒、摔伤、骨折、晕厥、短暂脑缺血发作的风险。资料统计学数据分析表明，直立性低血压在老年人群的发病率在 5%~20%，而在 75 岁以上老年人群的发病率可高达 30%。开展对老年自主神经功能衰竭的研究、探索对该疾病患者的治疗对策，是神经心脏病学今后工作中的重中之重。

在一些心血管疾病的最基本治疗方法中，如进行冠状动脉旁路移植术（coronary artery bypass surgery，CABG）时，也可能由于术中栓子或其他目前尚未了解或无法预知的原因对患者大脑的认知功能造成不良影响。而对慢性心血管疾病和先天性心脏病患者认知功能的保护也日益成为全世界临床研究的重点。

（四）心脑共患疾病

心脑共患疾病的相关性研究更是神经心脏病学研究的关键点。既往的研究结果表明：在脑血管疾病患者中，大约有 25% 的病人合并了心血管疾病；而在心血管疾病患者中，大约有 30% 的病人合并脑血管疾病。以首都医科大学附属北京天坛医院为例，每年脑血管病中心都收治大量的神经系统疾病患者，其中很多患者同时合并着心血管系统疾病，例如脑梗死患者合并冠心病、脑血管瘤患者合并冠心病等。对于这些患者，无论是在疾病的诊断、治疗上，还是在患者的康复上，都往往十分棘手，而且在临床实践中也缺乏必要的、可以遵循的标准化指南。

时至今日，现代医学理论、技术不断迅猛发展，"心脑一体化"的概念已越来越深入地影响着如今的临床及科研实践。然而，直至目前，我们对心脑之间的联系及其之间的相互影响的认知，也大多仅仅停留在一些相对肤浅的现象层面，对很多潜在的机制尚知之甚少。

（五）新型检查设备、治疗设备的研发

随着神经心脏病学概念的进一步发展，在临床及科研中，对于疾病的认识必将不断提高，新概念必将导致大量新型检查设备的出现。同时，各种治疗手段也将不断发展提高。因此，在完备各种新兴理论的基础上，大力推进科研仪器、检测及治疗设备的开发势在必行，这也将与科研、临床的发展相辅相成、互相促进。

【展望】

面向未来，神经心脏病学的发展更期待于新的检测设备、诊断方法、治疗技术的踊跃，以及正确、科学地整合各种现存的医学理念。

在神经心脏病学的临床实践中，由于检查设备、技术的发展，我们对疾病发生机制的认识将不断深入，由此也必然导致更新、更有效治疗手段的出现。例如对于自主神经功能衰竭，我们现在几乎束手无策。然而，新近出现的治疗方法，如干细胞治疗、植入式脊髓刺激器、近红外光刺激，以及中医穴位刺激等，可能会给患者带来健康的春天。但这些必然基于我们不懈的研究和努力。

在这个科学技术大发展的时代，神经心脏病学由基础研究直至临床实践的发展，将是良好整合神经系统、循环系统相关疾病的一种可靠方法，是开展心脑交叉研究的必由之路，也是降低多系统病变患者总体医疗成本的一项新方案。

（刘杰昕）

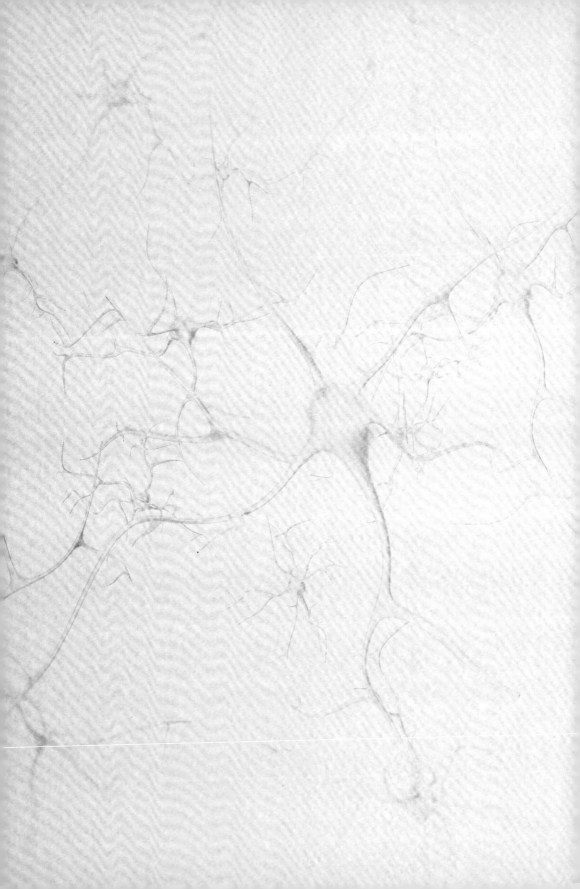

第一节　概　述

【定义】

晕厥（syncope）是由于大脑低灌注所导致的短暂意识丧失（transient loss of consciousness，TLOC），其特点为发生迅速、持续时间短暂、能够自行完全恢复。其中，所谓的短暂意识丧失，可以认为是一种患者暂时性失去意识的状态，即患者的记忆缺失、运动控制能力异常、反应能力丧失。而"晕厥先兆（presyncope）"一词则是用于描述晕厥意识丧失出现前的症状及体征，一般是指患者所出现的那些即将发生晕厥的前驱症状，但其后并未随之出现完全的意识丧失。

【流行病学】

晕厥的发生在普通人群中十分常见，将近 40% 的人在一生中至少发生过一次晕厥。在美国，晕厥占据了急诊就诊人数的 1%~3%，以及病房住院人数的 6%。晕厥的发病率受研究人群分布、年龄等因素的影响而有所差异。晕厥的首发年龄一般在 10~30 岁，其中约 47% 的女性和 31% 男性首次症状发生在 15 岁左右；而在 60 岁以上的人群中晕厥的发病率最高。老年人群晕厥的年发病率约为 7%，总患病率约为 23%，2 年复发率在 30% 左右。

【病理生理】

本质上，晕厥的发生是由于大脑短暂的氧、葡萄糖及其他营养物质的供给不足所导致的。全身动脉血压的下降，进而导致全脑血流量减少是大多数晕厥患者出现意识丧失的主要根源。在一般情况下，全脑血流中断 6~8 秒就足以引发完全的意识丧失；动脉收缩压的降低，例如在心脏水平，动脉压下降至 50~60mmHg；或直立状态下，大脑水平的动脉压下降至 30~45mmHg 就会引发意识丧失。

【分类】

晕厥主要分三种类型，即神经介导的反射性晕厥（neurally mediated syncope，

reflex syncope)、直立性低血压晕厥（syncope due to orthostatic hypotension），以及心源性晕厥（cardiac syncope）。详见表 2-1。

其中，血管迷走性晕厥是晕厥的最常见类型；心源性晕厥在老年患者中发病率较高，同时，直立性低血压所引发的晕厥也多见于老年人群。并且，所有形式的晕厥，尤其是反射性晕厥和直立性低血压，在某些特殊条件下更容易发生或发作时的症状更为严重，例如药物导致低血压（应用血管扩张剂或减低血容量治疗）、饮酒、血容量减少（出血、低液体摄入量、腹泻、呕吐）、由肺部疾病导致的脑氧供应减少、环境因素（高温环境）。

表 2-1　晕厥的分类

神经介导的反射性晕厥

- **血管迷走性晕厥**
  直立性：多发生于站立位，少数在坐位
  情绪及心理因素：恐惧、（躯体或内脏）疼痛、器械操作、晕血
- **情境性晕厥**
  排尿
  胃肠道刺激（吞咽、排便）
  咳嗽、打喷嚏
  运动后
  其他（如大笑、演奏管铜乐器）
  - **颈动脉窦性晕厥**
  - **不典型情况（无明显诱发因素和 / 或表现不典型）**

直立性低血压晕厥

- **药物引起（最常见的原因）**
  血管扩张剂、利尿剂、吩噻嗪类、抗抑郁药
- **血容量不足**
  出血、腹泻、呕吐
- **原发性自主神经功能障碍（神经源性直立性低血压）**
  单纯性自主神经功能障碍、多系统萎缩、帕金森病、路易体痴呆
- **继发性自主神经功能障碍**
  糖尿病、淀粉样变性、自身免疫自主神经病变、副肿瘤性自主神经病变、肾衰竭

续表

心源性晕厥

- **心律失常引起的晕厥**

  心动过缓

   窦房结功能异常（包括慢快综合征）

   房室传导系统疾病

  心动过速

   室上性心动过速

   室性心动过速

- **结构性心脏病**

  心脏瓣膜病、急性心肌梗死 / 缺血、肥厚型心肌病、心脏肿物（心房黏液瘤、肿瘤等）、心包疾病 / 心脏压塞、先天性冠脉异常、先天性瓣膜异常

- **心肺和大血管**

  肺栓塞、急性主动脉夹层、肺动脉高压

【诊断流程】

（一）初步评估

1. 目的

（1）判定是否为晕厥？

（2）能否确定晕厥的病因？

（3）是否猝死的高危患者？

2. 初步评估内容　详细的病史采集、体格检查，包括：卧立位血压测量、心电图检查。初步评估中，提示不同类型晕厥诊断的临床特征见表 2-2。

（1）病史：详细的病史询问至关重要，包括：晕厥发生时的情境、前驱症状、旁观者对晕厥事件及生命体征的观察，以及晕厥后的症状。

（2）体格检查：体格检查中，应包括卧位、坐位、直立位，以及直立 3 分钟后的血压和心率的测量。认真的心脏物诊，对于发现结构性心脏病十分重要。基本的神经系统检查，对于寻找一些由神经系统疾病所引发晕厥的病因也非常重要。

表 2-2　初步评估中不同类型晕厥的临床特征

反射性晕厥	直立性低血压性晕厥	心源性晕厥
● 长期反复发作的晕厥病史，特别是晕厥初发于40岁之前	● 站立时或站立后发生	● 发生于用力时或平卧状态
● 晕厥出现于不良视觉、声音、气味或疼痛之后	● 长时间站立	● 突发心悸，并随即出现晕厥
● 长时间站立	● 用力后站立时	● 有不明原因青年猝死的家族史
● 就餐时	● 餐后低血压	● 具有结构性心脏病或冠状动脉疾病
● 发生于拥挤和/或炎热的环境中	● 开始使用可以导致低血压的血管抑制剂药物或利尿剂时，或在相关药物调整剂量时	● 心电图检查提示心律失常性晕厥：
● 晕厥前有自主神经系统激活的表现，如面色苍白、出汗和/或恶心、呕吐等	● 自主神经病变或帕金森综合征患者	－ 双束支阻滞（完全左束支传导阻滞或右束支传导阻滞合并左前或左后分支阻滞）
● 晕厥出现在头部旋转或对颈动脉窦受压迫时（如肿瘤、剃须、过紧的衣领）		－ 其他室内传导异常（QRS时限≥0.12秒）
● 既往无心脏病		－ 莫氏二度房室传导阻滞及PR间期明显延长的一度房室传导阻滞
		－ 在未使用负性变时药物时，存在无症状的窦性心动过缓（40~50次/min）或缓慢房颤（40~50次/min）
		－ 非持续性室性心动过速
		－ 预激QRS波群
		－ 长或短QT间期
		－ 早期复极化
		－ V1~V3导联Ⅰ型（Brugada样心电图）ST段抬高
		－ 右胸前导联出现负向T波、epsilon波，提示致心律失常性右室心肌病
		－ 左心室肥厚，提示肥厚型心肌病

（3）心电图检查：心电图检查可发现一些晕厥发作的潜在原因。而严重心律失常，例如缓慢心律失常伴窦性停搏、高度传导阻滞、室性心律失常提示有心源性猝死的风险。

（4）危险分层：晕厥是由多种原因引起的一种症状。对晕厥进行危险分层可以指导临床治疗策略的制定，有效防止心源性猝死的发生，改善患者的预后。

在进行初步评估时，晕厥患者的高风险特征（提示病情严重）和低风险特征（提示为良性病程）详见表 2-3。

表 2-3　晕厥的风险特征

晕厥事件

低风险

- 有典型的反射性晕厥相关的前驱症状（如：头昏眼花、乏力虚弱、出汗、恶心、呕吐）
- 症状出现在意外出现、突然的不愉快场景、声音、气味、疼痛等之后
- 久站后、拥挤或闷热的地方
- 在进餐中或餐后
- 由咳嗽、排便、排尿等触发
- 头部转动或压迫到颈动脉窦（如：肿块、剃须、过紧的颈圈）
- 由平卧或坐位至直立位时

高风险

主要条件

- 新发的胸部不适、胸闷、腹痛、头痛
- 晕厥发生于运动时或平卧静息状态
- 突发心悸，而后随即晕厥

次要条件

- 无前驱症状或前驱症状十分短暂（<10 秒）
- 有年轻时猝死的家族史
- 坐位时发生晕厥

续表

既往史

低风险

- 长期的、具有低风险特征且反复发作性晕厥
- 无结构性心脏病

高风险

主要条件

- 严重的结构性心脏病或冠状动脉疾病

体格检查

低风险

体检正常

高风险

主要条件

- 急诊就诊时，无法解释的收缩压过低（<90mmHg）
- 胃肠道出血
- 清醒状态下有持续性心动过缓（<40 次 /min），缺乏体能训练
- 原因不明的收缩期杂音

心电图

低风险

正常心电图

高风险

主要条件	次要条件
<ul><li>急性心肌缺血心电图表现</li><li>莫氏二度Ⅱ型至三度房室传导阻滞</li><li>缓慢型房颤（<40 次 /min）</li><li>持续性窦性心动过缓（<40 次 /min），或清醒状态下反复出现的窦房阻滞或窦性停搏 >3 秒</li><li>与缺血性心脏病或心肌病相关的束支传导阻滞、室内传导阻滞、心室肥厚，或异常 Q 波</li><li>持续性和非持续性室性心动过速</li><li>植入的起搏器功能障碍</li><li>Ⅰ型 Brugada 心电图改变</li><li>长 QTc>460 毫秒</li></ul>	<ul><li>莫氏二度Ⅰ型房室传导阻滞，PR 间期显著延长的一度房室传导阻滞</li><li>无症状的窦性心动过缓（40~50 次 /min），或缓慢房颤（40~50 次 /min）</li><li>阵发性室上性心动过速或房颤</li><li>短 QTc≤340 毫秒</li><li>不典型 Brugada 心电图改变</li><li>致心律失常性右心室心肌病心电图改变</li></ul>

（二）进一步评估

在初始评估后，根据患者的临床表现和危险分层，可选择进一步检查方法，以明确诊断。

1. 心血管系统检查

（1）超声心动图检查。

（2）24 小时动态心电图及 24 小时动态血压监测。

（3）无（有）创长时程心电监测、心脏电生理检查。

（4）心电图运动负荷试验。

（5）冠脉计算机体层血管成像（CTA）/冠状动脉造影。

（6）基础自主功能检测。

2. 神经系统检查

（1）头颅计算机体层成像（CT）/磁共振成像（MRI）。

（2）头颅和 / 或弓上 CTA/ 磁共振血管成像（MRA）、颈部及颅内血管超声。

（3）脑电图。

3. 反射功能检查

（1）颈动脉窦按摩。

（2）直立倾斜试验。

上述的进一步评估方法，将在后续第十章中详细陈述。根据进一步评估的结果，选择患者适合的治疗。

【治疗】

应依据正确的诊断采取适当的治疗，见表 2-4。

表 2-4　晕厥治疗分类

神经介导的反射性晕厥

- 健康教育、安抚和避免诱因
- 肢体加压动作
- 倾斜训练

续表

- 心脏起搏治疗
- 调整或停止降压药物
- 植入式环形记录仪
- 血管收缩药

直立性低血压

- 调整或停止降压药物
- 健康教育及避免诱因
- 非药物物理治疗（肢体加压动作、弹力袜）
- 容量扩张
- 血管收缩药

心律失常所致晕厥

- 心脏起搏
- 心律转复除颤器植入
- 调整或停用抗心律失常 / 降压药物
- 抗心律失常药物治疗
- 心导管消融治疗

结构性心脏或心肺疾病所致晕厥

- 心脏外科手术
- 冠状动脉血运重建
- 抗血栓药物治疗

不明原因晕厥

- 植入式环形记录仪
- 非药物物理治疗（肢体加压动作）
- 调整或停用降压药物
- 心脏起搏治疗
- 倾斜训练

非晕厥事件

- 抗癫痫药物
- 抗抑郁药

第二节　神经介导的反射性晕厥

【概述】

神经介导的反射性晕厥是由交感或／和迷走神经反射功能异常，而引起的周围血管扩张和／或心动过缓，所导致的动脉血压降低及全脑灌注减少，引发的一过性意识丧失。在直立位时，当反射性晕厥以血管收缩反应降低导致低血压为主要机制时，为血管抑制型；当以心动过缓或心脏收缩能力减弱为主要机制时，为心脏抑制型；当这两种机制均存在时则为混合型。

反射性晕厥一般分为四类：

1. 血管迷走性晕厥（vasovagal syncope，VVS） 是最常见的晕厥类型，经常发生在年轻体弱患者，多为良性过程，但可能因晕厥而导致外伤，一般由情绪刺激或直立体位所诱发。

2. 情境性晕厥（situational syncope） 与特定动作相关的反射性晕厥，如咳嗽、打喷嚏、胃肠道刺激（吞咽或排便）、排尿、运动后、大笑、铜管乐器演奏等。

3. 颈动脉窦性晕厥（carotid sinus syncope） 是一种罕见的意识丧失的自发形式，多数患者存在颈动脉窦过敏，晕厥常由机械动作（转头动作）、颈动脉窦受压（如局部肿瘤、剃须、衣领过紧等）所诱发，可通过颈动脉窦按摩来确诊。

4. 非典型类型 晕厥发作的诱因不确定，甚至明显缺失，和／或临床表现不典型。

【临床表现】

患者反射性晕厥发作时常见的临床表现包括：

1. 患者一般无基础心脏病史，但可有长期、反复发作的晕厥病史。晕厥通常多发生在：不愉快的视觉、听觉、气味刺激或疼痛后；长时间站立或置身于拥挤、闷热的环境中；进餐过程中或餐后；头部运动、颈动脉受压

（剃须、衣领过紧）或过度劳动后。

2. 发病前驱症状　一部分患者在意识丧失的发生前会有头晕、心悸、无力、视力障碍、黑蒙、恶心、出汗等症状。

3. 发作期　患者突然意识丧失，全身肌肉肌张力消失而跌倒，持续时间 5~10 秒，一般短于 20 秒，一些高龄患者可对发作过程出现逆行性遗忘。

4. 发作后　患者神志恢复后，可持续一段时间的面色苍白、出汗、疲乏感及嗜睡，少部分（约 19%）晕厥患者在发作后还可有走出梦境的感觉。

【初步评估及辅助检查】

首先，详细的病史询问至关重要，应包括：发作前患者的状态及所处环境、发作时及发作后的症状，以及背景问题（心脏病史、神经病史、代谢性疾病史、药物使用情况、晕厥家族史、发作次数等）；其次，仔细询问患者发作时倒下的速度与方式，有无外伤和发作时对周围情景有无感知，来确定患者是否确实出现了短暂意识障碍。在体格检查时，应认真测量患者不同体位（卧位、坐位、直立位）的血压。在此基础上，对患者的晕厥原因进行初步判断。如必要，还可以适当增加如下检查以明确诊断。

（一）颈动脉窦按摩

有助于明确患者是否存在颈动脉窦高敏症和颈动脉窦综合征。适用于年龄 >40 岁的不明原因晕厥患者。当按摩颈动脉窦导致心脏停搏 >3 秒和 / 或收缩压下降 >50mmHg 时，为阳性结果，可诊断为颈动脉窦高敏。检查时，可在倾斜床上分别于卧位和立位顺次按摩右侧和左侧颈动脉窦，10 秒内诱发晕厥症状即可做出诊断，但整个过程需要持续心电和无创连续逐搏血压的监测。对于明确的颈动脉狭窄患者，由于颈动脉窦按摩有可能诱发卒中，故不宜进行该检查。

（二）直立倾斜试验

适于疑似血管迷走性晕厥、直立性低血压或体位性心动过速综合征，经初步评估仍不能明确诊断的患者；也可用于鉴别惊厥性晕厥和癫痫；同时，对假性晕厥的诊断也有帮助。对血管迷走性晕厥患者不推荐用于疗效的预测、评估；而阳性结果需结合其他各项评估结果才可做出相应的临床诊断。检查方法包括基础试验和药物激发试验。其中，基础试验的时间最长 45 分钟，药物激发时间一般不超过 20 分钟。药物首选硝酸甘油，次选异丙肾上腺素。

（三）基础自主神经功能评估

对自主神经功能的评估有助于鉴别自主神经功能障碍在晕厥发生中的作用。

1. 瓦氏（Valsalva）动作　神经源性直立性低血压患者 Valsalva 动作后血压无明显升高、心率不增快；自主神经功能障碍程度严重的患者，用力呼气时低血压和 / 或失代偿的程度更大，症状重。呼气时血压显著下降多见于情境性晕厥患者，此时心脏变时反应正常，多见于咳嗽、管乐演奏、唱歌和举重时发生晕厥的患者。

2. 深呼吸试验　健康人的呼吸性窦性心律不齐（respiratory sinus arrhythmia）的生理变化规律是吸气时心率增快，呼气时减慢；深吸气时的心率比深呼气时的心率明显增加，一般 >15 次 /min（该比值也称为呼气 / 吸气指数）。迷走神经功能异常者心率变化的幅度减小或缺失。

3. 24 小时动态血压和家庭血压监测　动态血压监测可用于评估夜间高血压和餐后低血压、运动和药物引起的低血压，以及监测抗高血压治疗的疗效。在直立性低血压患者中，24 小时血压监测通常为 "非勺型" 甚至 "反勺型"。家庭血压监测一般用于评估直立不耐受综合征，明确症状与直立性低血压之间的关系。帕金森病、运动失衡或多系统萎缩等疾病患者可出现神经源性直立性低血压。

4. 动态心电图监测　包括院内心电监测、动态心电图（24 小时或长时程）、体外或植入式循环记录仪（implantable loop recorder，ILR）、远程心电监测及智能手机相关的心电监测。心电监测的适应证：①对高危患者立即行院内心电监测。②频繁发作晕厥或晕厥先兆的患者应进行动态心电图检查。③ ILR 适应证：a. 反复发作不明原因晕厥、经评估不属高危患者；或起搏器植入术后症状仍再发，且电池还未耗竭；b. 高危患者但未达到植入式心脏复律除颤器（implantable cardioverter defibrillator，ICD）或起搏器一级预防的指征，经评估不能明确病因；c. 有反复发作、创伤病史，怀疑或明确为反射性晕厥；d. 疑似癫痫，但抗癫痫治疗无效；e. 不明原因的跌倒。

（四）视频记录

分为家庭和院内视频记录，对晕厥和心因性假性晕厥发作的诊断价值大。与直立倾斜试验检查结果相结合，可用来评价症状与血压和心率的相关性，进而鉴别血管迷走性晕厥和心因性假性晕厥发作。视频脑电图对精神性非癫痫发作的诊断价值最高。

（五）心脏电生理检查

在晕厥评估中，对于不明原因晕厥的患者，心脏科医师推荐行电生理检查的仅占患者总数的 3%。适应证包括：患者经无创检查不能明确病因，如陈旧性心肌梗死、双束支传导阻滞、无症状性窦性心动过缓、不能排除与心动过缓相关的晕厥，而晕厥发作前有突发短阵心悸的患者。

（六）其他辅助检查

其他辅助检查还包括：内源性腺苷等生物标志物、超声心动图和其他影像技术、运动负荷试验、精神评估、神经系统评估以及心导管检查等。

（七）注意事项

临床上需注意：合理的辅助检查有助于明确诊断，过度检查常无益于诊断，更造成医疗资源浪费。①40 岁以上患者建议首先进行颈动脉窦按摩检查。②对于有心脏病病史或怀疑此次晕厥与结构性心脏病或其他心血管疾病相关的患者，建议进行超声心动图检查。③对于怀疑因心律失常而导致晕厥的患者，应进行实时或长时程心电监测。④若晕厥与体位变化有关或怀疑反射性晕厥时，则应进行相关检查，如卧立位血压测试或直立倾斜试验；⑤怀疑非晕厥原因造成的一过性意识丧失，可进行神经科检查或血液检查。如怀疑出血时应检查红细胞压积和血红蛋白；怀疑缺氧时应检查氧饱和度和血气分析；怀疑心脏缺血相关性晕厥时应检查肌钙蛋白；而当怀疑肺栓塞时应检

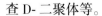

查 D- 二聚体等。

【诊断和鉴别诊断】

（一）诊断

神经介导的反射性晕厥，包括：血管迷走性晕厥、情境性晕厥、颈动脉窦综合征和不典型反射性晕厥。其中，血管迷走性晕厥最为常见。

1. 血管迷走性晕厥的特点　①多有明显诱因，如站立、坐位或情绪刺激、疼痛、医疗操作或晕血；②典型前驱症状为出汗、皮肤发热、恶心、脸色苍白；③发作时伴低血压和 / 或心动过缓；④意识恢复后常伴疲劳感；⑤老年患者表现可不典型。诊断主要依据典型病史、体格检查及目击者的观察。

2. 情境性晕厥　发作与特定的动作相关，如咳嗽、喷嚏、吞咽或排便、排尿、运动后、大笑、吹奏管乐器等。

3. 颈动脉窦综合征　多见于老年人，因转头动作、局部肿瘤、剃须、衣领过紧等造成颈动脉窦受压。

4. 不典型反射性晕厥　具备下列 1 种或多种特征，如无前驱症状、无明显诱因、不典型临床表现；倾斜试验可出现阳性结果，无器质性心脏病。辅助检查可包括颈动脉窦按摩和直立倾斜试验。直立倾斜试验阳性结果与临床结合有助于反射性晕厥的诊断，但阴性结果也不能排除反射性晕厥。

（二）鉴别诊断

真正的或貌似短暂性意识丧失的非晕厥形式，包括：癫痫、心因性假性晕厥以及其他少见原因。

运动控制异常的癫痫患者可出现意识丧失而导致跌倒，包括：强直、阵挛、强直 - 阵挛、全身失张力发作，可分为原发性或继发性。其他种类癫痫患者可保持直立姿势，坐位或站立位（如复杂型部分性发作、失神癫痫）不被视为短暂意识丧失发作，但有时也可被误诊为晕厥。

心因性短暂意识丧失包括两种形式：一种类似于癫痫发作 [心因性非癫痫发作（psychogenic non-epileptic seizures，PNES）]，另一种无明显异常运动，类似晕厥 [心因性假性晕厥（psychogenic pseudosyncope，PPS）]。因临床表现不同，其他少见原因引起的短暂意识丧失很少与晕厥相混淆。

椎 - 基底动脉短暂性脑缺血发作和锁骨下动脉盗血综合征患者的症状均有局灶性神经系统体征。蛛网膜下腔出血患者可能出现短暂意识丧失，但突发剧烈头痛这一相关症状可为特征性临床表现。紫绀型屏气发作时缺氧导致的窒息是其主要发病机制。儿童中的所谓"苍白型屏气发作"表现为呼气性呼吸暂停，可能为一种心脏抑制型反射性晕厥。

【治疗】

反射性晕厥的反复、不可预测的发作可能导致患者出现意外伤害等风险事件。治疗目的则是减少复发，避免因意识丧失所引起的意外伤害，提高患者的生活质量。

低危患者不需住院治疗；反复发作或高危患者需住院检查评估；中危患者需留观 3~24 小时，再决定进一步处理措施。非药物治疗是主要的治疗方法，包括：健康教育、生活方式改变和倾斜训练。对发作频繁、无先兆或先兆时间非常短暂、高危作业者（如驾驶、操作机械、飞行、竞技性体育等），需进一步加强治疗。

1. 健康教育及生活方式改变　告知患者本病属良性过程，须减轻心理压力，避免诱因（如闷热、拥挤环境、脱水等）；咳嗽性晕厥者须抑制咳嗽；坐位排便；增加水和食盐摄入量；早期识别前驱症状，并尽快进行肢体加压动作，或及时坐下或躺下。

2. 根据患者情况，停用或减量降血压药物，包括硝酸酯类、利尿剂或抗抑郁药。

3. 非药物物理疗法（physical treatment）　是治疗反射性晕厥的一线治疗方法。

（1）肢体加压动作是一种临时措施，双腿或双上肢肌肉进行等长收缩（双腿交叉、双手紧握和上肢紧绷），可增加患者的心输出量并升高血压，避免或延迟意识丧失的发生，在有先兆且先兆时间充分的患者中应用常有帮助，但不推荐用于老年患者。

（2）倾斜训练是反射性晕厥的首选治疗措施，可以安全、有效地用于反射性晕厥患者的治疗。该训练于1998年由Hugo Ector等人首先开始用于临床。倾斜训练可以改变晕厥患者的部分生理反应机制，有效提高人体在持续站立时的交感缩血管功能，进而恢复、提高大多数患者的直立耐受性；可以明显防止或显著减少患者晕厥的复发，特别是年轻晕厥患者的复发；并且，对于安装心脏起搏器后仍有晕厥发生的反射性晕厥患者亦有良好的治疗效果。

倾斜训练的过程分为2个阶段：①医院内的倾斜治疗。在医院内对患者连续进行每天1次的倾斜试验（倾斜角60°，最长持续时间45分钟），如连续2次结果阴性，则治疗转为家庭自主直立训练。②家庭自主直立训练：患者在家中进行每天1~2次的直立训练，每次30分钟。患者直立，背部倚靠屋内墙壁，脚跟距墙15cm（图2-1）。如训练中患者出现不适或晕厥，则训练结束。训练须在一个安全、无摔伤危险的环境下进行，且须有家属在旁保护。训练持续时间最少不应短于6周。其后，患者可门诊随访其治疗效果。

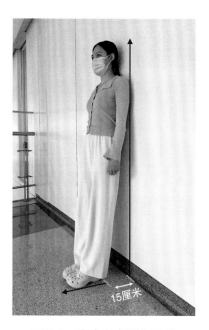

图2-1　家庭自主直立训练

4. 药物治疗　适用于非药物治疗后仍反复发作者，但多数疗效不佳。短期应用盐酸米多君是血管抑制型晕厥不伴高血压患者的首选药物。β 受体阻滞剂，可用于晕厥前有明显心率增快的患者。

5. 心脏起搏治疗　仅适用于晕厥发作时伴严重心动过缓或心脏停搏者，如 40 岁以上、反复发作和有长时间心脏停搏者。建议对晕厥与心脏停搏相关的患者植入双腔起搏器。对心脏抑制型或混合型颈动脉窦综合征患者，推荐植入有频率骤降应答功能的双腔起搏器。

【预后评估及随访管理】

尽管从死亡率角度来讲，反射性晕厥属于良性病程。但频繁的复发会导致反射性晕厥患者生活质量明显下降，增加外伤风险，影响正常工作。因此，对于所有的晕厥患者必须进行全面的评估。

对于情境性晕厥主要是祛除或避免诱因，若诱因难以祛除，则应及时采取相应治疗措施，如适当增加盐及水的摄入或缓慢变换体位等。药物治疗用于反射性晕厥的治疗，如米多君、屈昔多巴等并未取得令人满意的效果。晕厥发生时伴随严重缓慢性心律失常的患者，心脏起搏器植入治疗有效，但仍会有较高的复发率，治疗效果有限。这可能是因为起搏治疗只对心脏抑制所引起的血管迷走性晕厥患者有效，而对同时合并有血管抑制的患者无效。

第三节　心源性晕厥

【概述】

心源性晕厥（cardiac syncope）是指由于严重心律失常或 / 及器质性心血管疾病所引发的晕厥。心源性晕厥的发生原因众多，可包括：严重主动脉狭窄、急性心肌梗死 / 缺血、肥厚型心肌病、心脏内占位性病变（心房黏液瘤、球状血栓等）、心包疾病 / 心脏压塞、冠状动脉先天性异常、假体瓣膜功能障碍、肺栓塞、急性主动脉夹层，以及肺动脉高压等。

虽然，心源性晕厥的发生率低于反射性晕厥，但其存在着较高的死亡风险。因此，如果没有明确证据可以除外心源性晕厥，尤其对于那些在运动过程中而非运动后发生的晕厥、与心悸或胸痛有关的晕厥、突然发作且快速恢复的短暂晕厥、平卧状态下或睡眠中的晕厥，均应高度怀疑心源性晕厥的可能性。对于已知或怀疑有左心室收缩功能障碍、心脏瓣膜病、左心室流出道梗阻、体表心电图异常的患者，或怀疑肺栓塞的患者，必须严格排除心源性晕厥。而对于所有具有上述特征的患者，在明确排除心脏疾病病因之前，均不应确定反射性晕厥的诊断。

【临床表现】

1. 心律失常性晕厥　心律失常是心源性晕厥最常见的原因。无论是缓慢性心律失常，还是快速性心律失常均可引起患者血流动力学障碍，造成心输出量显著降低，进而导致脑灌注不足，引发晕厥事件的出现。

《2018 年欧洲心脏病学会晕厥诊断与管理指南》及多个用于识别高危晕厥患者的临床评分系统均将心律失常作为患者死亡和不良事件的预测因子。因此，临床上应对心律失常所引发的晕厥产生足够的重视。

（1）病态窦房结综合征：病态窦房结综合征的特征是窦房结功能障碍，包括：窦房结自律性异常或窦房传导异常。由于窦性停搏或窦房阻滞而导致的长间歇可引发患者的意识丧失。但是否会发生晕厥，还主要取决于窦性停搏或窦房阻滞 R-R 间期的时长，尤其在房性快速性心律失常突然停止时（快 - 慢综合征）。

（2）严重的房室阻滞：严重的房室阻滞，如 Mobitz Ⅱ 型房室阻滞、高度和完全性房室阻滞。该类患者的心率主要取决于异位起搏点所处的位置。如心脏节律依赖的低位起搏点的起搏频率过低，就会在逸搏之前出现较长的 R-R 间期，而导致晕厥；如异位起搏点自律性较低（25~40 次 /min），还会因显著的心动过缓而导致心脏复极化的延长，诱发多形性室性心动过速，尤其是尖端扭转型室性心动过速，进而导致晕厥的发生。

（3）阵发性心动过速：包括室上性及室性心动过速，容易在血管反射代偿之前诱发晕厥或先兆晕厥。该类患者如果意识不能自主恢复，则不能称为心源性晕厥，而应称为心脏骤停。

其中，室性心动过速既可是特发性的，也可继发于结构性心脏病或离子通道病。心室率过快或心室活动无效时，则更会导致持续时间较长的意识丧失。在先天性长 QT 间期综合征（congenital long QT syndrome，CLQTS）患者中，就经常会由于运动、唤醒、突然的听觉刺激或突然的惊吓（导致肾上腺素突然增加）而诱发心律失常性晕厥。Brugada 综合征是一种常见的恶性心律失常综合征，患者无明显结构性心脏病或心肌缺血，但会因多形性室性心动过速、心室颤动而反复发作晕厥，甚至发生心源性猝死。心房颤动也与晕厥相关，但如不伴有预激综合征，快室率的心房颤动引发晕厥并不常见。

2. 器质性心脏病所致晕厥　器质性心脏病所致晕厥多见于老年患者，当大脑所需要的供血量超过心脏的供血能力时，如果相应的心输出量的增加不足则可引起晕厥。部分患者还可能同时存在着神经反射机制，如阵发性房性心动过速、病态窦房结综合征、肥厚型心肌病、下壁心肌梗死和主动脉瓣狭窄等晕厥患者就可能同时存在神经反射机制、心输出量减少和心律失常等多种机制。

【临床诊断】

心源性晕厥的临床评估极为重要，《2018 年欧洲心脏病学会晕厥诊断与管理指南》适用于所有年龄段的晕厥患者，其中的初步评估包括完整病史采集、体格检查（包括立卧位血压测量）和标准 12 导联心电图检查。

1. 当出现下列情况时，基本可诊断为心源性晕厥，不需要进一步的评估，而直接开始规划下一步治疗方案。

（1）心律失常性晕厥：①持续性窦性心动过缓，心室率 <40 次 /min，或在无体育锻炼的清醒状态下，出现 >3 秒的窦性停搏；②Mobitz Ⅱ型或三度房室阻滞；③交替出现左右束支阻滞；④室性心动过速或快速的阵发性室上性心动过速；⑤非持续性多形性室速、长 QT 间期综合征或短 QT 间期综合征；⑥起搏器或 ICD 故障导致心脏停搏。

（2）当出现晕厥伴急性心肌缺血证据时（伴或不伴心肌梗死），可确认为心脏缺血相关性晕厥。

（3）当患有脱垂性心房黏液瘤、左房球形血栓、严重主动脉狭窄、肺栓塞或急性主动脉夹层时，其所出现的晕厥则高度考虑为结构性心肺血管疾病所导致的晕厥。

2. 当患者出现下列特征时，可初步评估考虑心源性晕厥可能。①劳力或仰卧位时出现的意识丧失；②晕厥前有突发、明显的心悸；③有不明原因青年猝死的家族史；④存在明确的结构性心脏病或冠心病；⑤心电图显示心律失常性晕厥，包括：双束支阻滞（定义为右束支阻滞同时合并左前或左后束支阻滞），室内传导异常（QRS 时限 >0.12 秒），Mobitz Ⅰ型房室阻滞和一度房室阻滞伴 PR 间期明显延长，在没有应用减慢心率药物情况下，存在无症状的轻度窦性心动过缓（40~50 次 /min）或缓慢型房颤（40~50 次 /min）、非持续性室速、预激综合征、早期复极，以及 V_1~V_3 导联 ST 段Ⅰ型抬高（Brugada 综合征Ⅰ型）；右心前区导联 T 波负向、Epsilon 波所提示的致心律失常性右室心肌病；左心室肥大提示肥厚型心肌病。

3. 当经初步评估后，晕厥原因仍不确定时，临床上的重要工作是评估心血管事件或心源性猝死的发生风险。低风险患者不需要进一步评估，可以出院；中等风险患者应在急诊观察室进行临床和仪器监测；对高危患者应进行适当的监测和治疗，以防病情恶化。详见前述表 2-3。

【辅助检查】

心源性晕厥危险性大，最常见的病因为心律失常。因此，对于心源性晕厥患者而言，临床的风险评估尤为重要。如果心电图诊断明确，则可确诊为心律失常性晕厥；对高度疑似心律失常性晕厥，但无相关心电图证据的患者，可进一步采取心电监测，包括：短时程 24 小时动态心电图及长程心电监测、体外或植入循环记录仪，从而更好地明确患者晕厥的原因；如必要时，还需进行心脏电生理学检查。

1. 心电监测 目的是捕获可能导致晕厥间歇发作的心律失常，包括快速性及缓慢性心律失常。当预估患者的晕厥发作有很高概率与心律失常相关时，可对患者进行相关的心电监测，主要包括以下几种方式：

（1）住院的心电监测：对具有高风险临床特征，且疑似心律失常性晕厥患者，进行院内监测（床旁或遥控监测）是很有必要的。尤其，晕厥发生后需立即对患者进行监测，避免患者的即刻风险。

（2）动态心电图监测：如果患者晕厥症状发作非常频繁，动态心电图（holter）检查价值较大，因频繁发作会增加症状发作时异常心电图的检出率。

（3）体外或植入循环记录仪：一般来说，长时程的心电循环记录仪较动态心电图对晕厥有更高的诊断能力，植入式循环记录仪（implantable loop recorder，ILR）可用于晕厥症状发作不频繁患者的诊断。除了不明原因晕厥外，以下几种情况也可考虑使用植入式循环记录仪：①电生理学检查阴性的束支阻滞患者，房室阻滞仍可能发生；②怀疑癫痫，但治疗无效且存在心律失常的患者；③不明原因跌倒的患者，植入循环记录仪可以记录到大约70%的发作，其中约14%为心律失常原因；④肥厚型心肌病、致心律失常性右室心肌病或特发性室速等非继发性心电疾病患者。

2. 心脏电生理学检查 电生理学检查的阳性结果主要出现在结构性心脏病患者中。尽管无创检查的发展大大减少了电生理学检查在晕厥诊断中的应用，但针对以下几种情况，电生理学检查作用仍不可替代。

（1）无症状窦性心动过缓疑似窦性停搏所引起的晕厥，可行电生理学检查。窦房结恢复时间（sinus node recovery time，SNRT）延长，一般认为SNRT≥1 600毫秒或校正的SNRT≥525毫秒为异常。

（2）具有双束支传导阻滞的晕厥患者。由于双束支传导阻滞合并晕厥的患者发展成高度房室阻滞的风险非常高，对这类患者行电生理检查非常重要，并可指导下一步治疗方案的制订；与未经治疗的电生理检查阴性患者或接受经验性起搏器治疗的对照组相比，HV间期延长患者植入起搏器治疗，可显著降低晕厥反复发生的概率。

（3）晕厥前突发明显心悸的患者。晕厥前突发短暂明显心悸，提示患者有室性心动过速或室上性心动过速的可能，可使用电生理检查评估确切机制。既往有心肌梗死病史且左室射血分数正常的患者，进行持续性单形室性心动过速的诱发对晕厥原因分析具有很强的预测性。但心脏电生理检查对晕厥且疑似 Brugada 综合征患者的诊断作用仍存在争议。

【治疗】

1. 心律失常性晕厥应积极检查和治疗。治疗前全面评估病情、治疗的获益与风险，以及是否存在心源性猝死的其他危险因素，以决定是否植入 ICD 或其他相关检查设备（如 ILR）。

（1）窦房结疾病：起搏器治疗适用于经心电图证实晕厥是由于间歇性窦性停搏或窦房阻滞所引起的患者。

晕厥患者如记录到无症状的心室停搏 >3 秒，在排除年轻人体能训练、睡眠和服药及其他因素，如低血压后，需行起搏治疗；窦房结恢复时间显著延长的患者多需起搏治疗。在停用或不用可能加重或引起缓慢心律失常药物的基础上，快 - 慢综合征患者可首先进行射频消融治疗快速性心律失常，而后再根据缓慢性心律失常的情况确定是否行起搏治疗。

（2）房室传导系统疾病：起搏器治疗适用于房室传导阻滞相关的晕厥，可有效预防三度或二度Ⅱ型房室传导阻滞患者的晕厥复发。

（3）束支传导阻滞合并不明原因的晕厥：心内电生理检查适用于左室射血分数（LVEF）>35% 的患者；对高复发性风险且可能出现意外伤害的患者，应个体化评估风险 / 获益比，必要时可行经验性起搏治疗。

（4）快速性心律失常相关的晕厥：进行导管射频消融是阵发性室上性快速性心律失常所引发晕厥患者的首选治疗方法。而相关药物治疗适用于消融前过渡期、未能进行消融或消融失败者。对阵发性室性心动过速，推荐导管消融或药物治疗；对治疗失败或不能实施者，应植入 ICD。

2. 器质性心血管疾病合并晕厥患者的治疗原则　严重主动脉狭窄、急性心肌梗死/缺血、肥厚型心肌病、心脏占位性病变（心房黏液瘤、巨大血栓等）、心包疾病/心脏压塞、先天性冠状动脉畸形、人工瓣膜功能障碍、肺栓塞、急性主动脉夹层和肺动脉高压等所引起的继发性晕厥在老年患者中发生率较高。并且，部分患者可同时合并典型的反射性晕厥，如下壁心肌梗死或主动脉狭窄者可触发或诱导反射异常。对于该类患者的治疗目标不仅是防止晕厥再发，更要治疗基础疾病和减少心源性猝死发生。

综上所述，增加心源性晕厥死亡风险的因素包括：束支传导阻滞、心力衰竭、既往心肌梗死病史且低 LVEF、器质性心脏病和室性快速性心律失常等。如患者存在上述基础疾病且发生过晕厥，需根据相关指南进行 ICD 或心脏再同步治疗除颤器（cardiac resynchronization therapy defibrillator，CRT-D）的相关治疗；然而，如果晕厥由直立性低血压或血管减压反射等非心律失常因素所引起，起搏治疗则不能预防晕厥的复发。

【预后及管理】

器质性心脏病或遗传性心律失常合并晕厥者的死亡风险是无晕厥者的 2~4 倍；心脏病患者出现不明原因晕厥，如不符合反射性晕厥、直立性低血压和心源性晕厥的诊断标准，可诊断为疑似心律失常性晕厥。有室性心动过速/心室颤动等心电学证据的晕厥患者需要 ICD 治疗；缺乏心电学证据但晕厥可能与一过性室性心律失常相关的患者，则需仔细评估 ICD 植入的必要性。

第四节　单纯脑低灌注性晕厥

【概述】

临床上，大多数晕厥的发生是由于系统血压的下降所引起，但也有一部分晕厥患者的意识丧失发生在系统血压相对稳定的情况下，而晕厥仅由于单纯的脑血流量减少所导致。

我们知道，在人体由平卧或坐位转变为直立时，重力的作用会引发血液的足向重分布，导致静脉回心血量、心输出量的减少，影响血压的稳定，诱发脑血流量的降低。为阻止晕厥的发生，也就是对抗血压的下降以及随之而来的脑灌注不足，人体会激活两种主要的机制：①压力反射，诱导交感神经活性的增加，致使心率加快和外周血管的收缩，从而提高血压；②大脑血流的自动调节，降低脑血管阻力促进大脑血流量的增加。

大脑的血液循环系统错综复杂。人体内，颅内血管网的总长度约为600km。其中，大脑的动脉、小动脉和毛细血管为大脑提供氧、能量和营养物质的供应，而脑静脉则形成了将二氧化碳和代谢产物从大脑中排出的通路。为保证脑组织在各种条件下均能获得充足、适当的血液供应，脑血管从不间断地进行着适应性调节，以维持脑灌注的稳定。这是一个十分复杂的、多因素的过程，也就是我们所说的脑血流自动调节（cerebral autoregulation，CA）。

脑血流自动调节对于保护人脑的功能状态至关重要，可在一定程度上避免低血压导致的脑灌注不足，或者高血压导致的脑充血、过度灌注。当全身动脉血压（arterial blood pressure，ABP）在一定范围内发生变化时，会引起脑灌注压发生变化，引发脑小动脉的直径发生相应的变化，使脑血管阻力（cerebral vascular resistance，CVR）出现连续改变，从而维持脑血流量的相对稳定。理论上，动脉压波动在 60~150mmHg 时，正常人体的脑血流可维持相对稳定。但当全身动脉压离开了这个安全范围时，脑血管的舒、缩功能将达到极限，脑血管阻力将不能随脑灌注压的变化出现相应的升高或降低，这时脑血流量将完全取决于脑灌注压。

脑血流自动调节一般包括：静态调节（static CA，sCA）和动态调节（dynamic CA，dCA）两部分。前者是指当血压或脑灌注压发生缓慢变化时，脑血流自动调节发生的反应。而 dCA 则是指在血压波动的瞬间，脑血流量的相应瞬间变化。在健康人群中，脑血流自动调节能够在脑灌注压变化的 2~5 秒迅速发生，以保持脑血流的相对平稳。

单纯脑低灌注性晕厥一般与直立体位、情绪及精神状态相关，是一种单纯由于脑血流流速降低所致的短暂意识丧失，不伴有直立性低血压、心动过缓、低碳酸血症，以及直立性心动过速，其发生与患者异常的脑血管收缩或过度的静脉池扩张有关。

【临床表现】

患者多年轻，既往体健，无慢性病史，但晕厥发生前可有持续的不良情绪压力、精神紧张，或存在过度劳累、疲惫等身体状态，而闷热环境、大量出汗、寒冷、饮水及进食减少也可与发病相关。晕厥多发生在直立位或坐位。

一般体格检查、心电图、血常规及生化等常规实验室检查均正常，超声心动图、Holter、头颅 CT 和 / 或 MRI 等亦多正常，神经系统检查无阳性发现。患者卧立位血压检查正常，且无显著的直立性心动过速。

【辅助检查】

在直立倾斜试验中，同步的心电、无创连续逐搏血压及超声多普勒脑血流的大脑中动脉持续监测，对于单纯脑低灌注性晕厥的临床诊断至关重要。

在直立倾斜试验过程中，患者可出现头晕、心悸、胸闷、乏力、出汗等晕厥前兆或晕厥，但连续心电及血压监测并无异常。

然而，在直立倾斜试验检查时进行的同步超声多普勒脑血流监测（通常进行双侧或一侧大脑中动脉脑血流流速监测），即可发现患者在直立状态下，患者的脑血流流速出现波动性或持续、进行性的显著降低，通常下降幅度≥50%，

同时，搏动指数（PI，即 $\dfrac{\text{收缩期脑血流速度峰值} - \text{舒张期脑血流速度谷值}}{\text{平均脑血流速度}}$）

及阻力指数（RI，即 $\dfrac{\text{收缩期脑血流速度峰值} - \text{舒张期脑血流速度谷值}}{\text{收缩期脑血流速度峰值}}$）明

显升高。当快速将倾斜床恢复至水平位置时，患者的脑血流流速会迅速恢复到正常水平，而波动指数及阻力指数亦快速恢复。患者症状随即逐渐缓解。上述规律性变化请见下图 2-2。

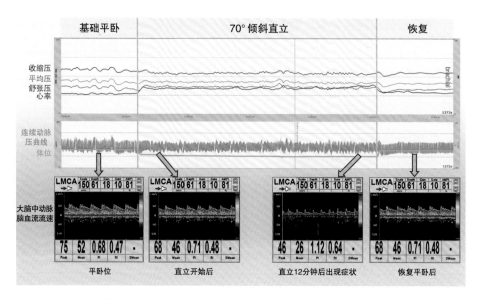

图 2-2　单纯脑低灌注性晕厥患者直立倾斜试验过程中血流动力学及脑血流的变化

患者直立后动脉血压未见显著变化，心率略升高，但大脑中动脉超声多普勒脑血流监测出现搏动指数（PI）及阻力指数（RI）升高，脑血流流速明显降低，并随即出现头晕、出汗、视物模糊等症状。在恢复平卧后，患者脑血流异常状态恢复正常，症状逐渐消失。

【临床诊断】

临床上，单纯脑低灌注性晕厥患者一过性意识丧失发生的根源主要是由于颅内血管过度的紧张性收缩所致，其诊断的重要依据包括：

1. 患者具有明确的晕厥病史，及发病前特殊的自身状态、诱发因素等。

2. 各项实验室化验检查、心电监测、超声心动图及头颅影像学检查等未见异常。

3. 直立倾斜试验检查除外体位性低血压、心动过缓、低碳酸血症，以及异常显著的直立性心动过速，但可发现直立时患者标志性的脑血流流速显著降低（通常较平卧状态降低幅度≥50%）、PI 及 RI 升高。

【治疗】

1. 一般治疗　主要是对患者的健康教育，包括：减轻思想及情绪压力、改变生活方式、早期识别前驱症状、增加水和食盐摄入量等。

2. 直立倾斜训练　可使大多数患者症状明显减轻或发作终止，明显的治疗效果一般出现在训练开始的 10 天后。

3. 药物治疗 尼莫地平等缓解脑动脉痉挛性药物可能对患者有效。

第五节 心因性短暂意识丧失

【概述】

心因性短暂意识丧失（psychogenic transient loss of consciousness，PTLC）不会出现明显的大脑功能异常，但其发作可满足短暂意识丧失的诊断标准。临床上可简单地将其区别为两种表现形式：精神性假性晕厥（psychogenic pseudosyncope，PPS）和精神性非癫痫发作（psychogenic non-epileptic seizures，PNES）。其中，PPS 没有明显的肢体动作，很像晕厥或持续时间较长的意识丧失；但 PNES 有明显的肢体动作，看起来像癫痫发作。虽然，二种发作均类似短暂意识丧失，但病理生理机制存在不同：PPS 发作时，血压和心率正常或高于正常水平，而非降低；脑电图正常，而不是出现晕厥典型的慢平波。与癫痫发作相比，PNES 发作时的脑电图没有出现癫痫样的大脑电活动。

PPS 和 PNES 发作的频率可能与临床情境相关。

【临床表现】

心因性短暂意识丧失是一种在无脑灌注或脑功能受损的情况下，出现的意识丧失。在发作时通常有以下相关特点：

1. 视频记录或临床观察（包括倾斜试验诱发）的主要特点 ①如果可以诱发，会出现睡眠样姿势，眼睛闭合，对言语或触摸没有反应；②可能会有与意识丧失不符的一些微小迹象，如眼睑颤动、眼球运动、吞咽、肌张力正常、缺少在真性意识丧失中的正常动作、拒绝睁眼等。

2. 血压在症状出现时正常或升高。

3. 脑电图可见正常的清醒闭眼时的脑电图模式，比如，在短暂意识丧失时通常有 α 活动。

4. 经颅多普勒脑血流监测可发现在短暂意识丧失时，患者的脑血流信

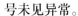

号未见异常。

【辅助检查】

对于心因性短暂意识丧失的患者，常规体表心电图、动态心电图、动态血压监测、超声心动图等相关检查结果可与心源性晕厥相鉴别，脑电图、头颅 CT、MRI 及 MRA 等检查则有助于与癫痫、颅内器质性疾病和脑血管疾病相鉴别。此外，发病时的血压和心率的结果对于诊断有着较大的意义。而家庭录像或倾斜试验时记录到的发作，也可作为患者的诊断依据。

【临床诊断】

心因性短暂意识丧失的诊断依赖于在患者病史中所发现的阳性线索，以及在发作时所记录到的正常脑电图、心率和血压。病史中支持心因性短暂意识丧失的特点如下：

1. 多数情况下，心因性短暂意识丧失与晕厥类似，症状持续时间短暂，但如果持续时间过长，则更有利于心因性短暂意识丧失的诊断，如患者可能会躺在地板上长达 15~30 分钟不动。

2. 在癫痫发作和晕厥时，患者眼睛通常是睁开的，而心因性短暂意识丧失发作时则一般是闭着的。

3. 发作频率很高，一周或一天内可能发作几次。

4. 发作前通常没有诱因，也没有出汗、面色苍白或恶心等症状。

5. 发生症状时的意外摔伤不是心因性短暂意识丧失排除条件。

【治疗】

心理治疗（psychotherapy）目前被认为是治疗心因性短暂意识丧失的主要手段。其中，认知行为疗法（cognitive behavioral therapy，CBT）是有确凿证据支持的心理干预手段。它将认知疗法与行为疗法相结合，识别患者错误的思维模式、异常的情绪反应或行为，并利用假设的理想模式进行替代。认知行为疗法还包括关于功能性神经障碍和压力反应的教育，对患者进行压力管理的技术培训，并帮助患者识别和改变无益的思维模式，因为这些思维模式会加重他们的临床症状。

（王佳玉　刘杰昕）

推荐阅读 ● ● ●

1. KENNY R A, MARTIN A, PROBST V, et al. 2018 ESC Guidelines for the diagnosis and management of syncope [J] . Eur Heart J 2018, 39（21）: 1883-1948.

2. ECTOR H, REYBROUCK T, HEIDBUCHEL H, et al. Tilt training: a new treatment for recurrent neurocardiogenic syncope and severe orthostatic intolerance [J] . Pacing Clin Electrophysiol, 1998, 21（1 Pt 2）: 193-196.

3. VERHEYDEN B, ECTOR H, AUBERT A E, et al. Tilt training increases the vasoconstrictor reserve in patients with neurally mediated syncope evoked by head-up tilt testing [J] . Eur Heart J, 2008, 29（12）: 1523-1530.

4. REYBROUCK T, HEIDBUCHEL H, WILLEMS R, et al. Tilt training and pacing: a report on 9 patients with neurally mediated syncope [J] . Acta Cardiol, 2010, 65（1）: 3-7.

5. FRANCO FOLINO A. Cerebral autoregulation and syncope [J] . Prog Cardiovasc Dis 2007, 50（1）: 49-80.

6. FURLAN L, JACOBITTI ESPOSITO G, GIANNI F, et al. Syncope in the emergency department: a practical approach [J] . J Clin Med, 2024, 13（11）: 3231.

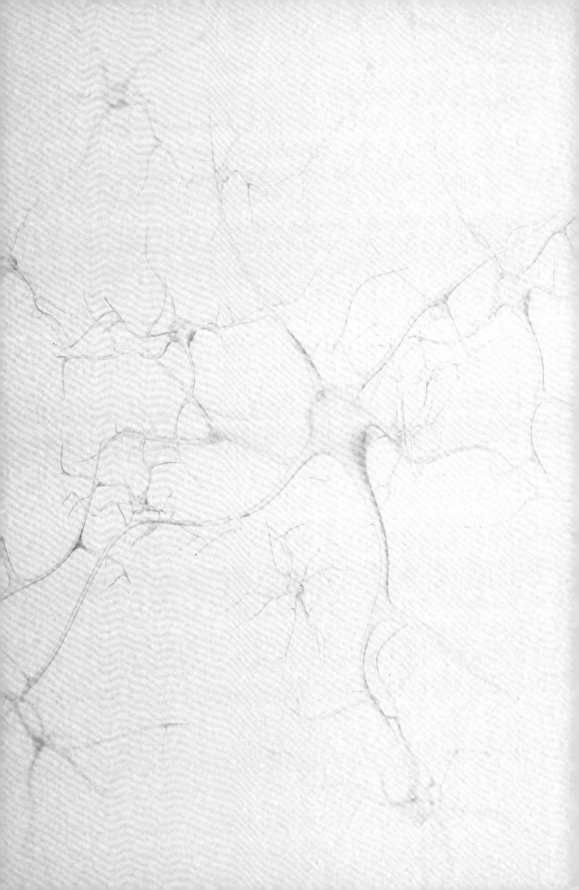

第三章

直立不耐受综合征

第一节 概　述

【概念】

直立不耐受综合征（orthostatic intolerance syndrome，OIS）是一个广义术语，泛指患者在直立时出现心血管、呼吸、代谢或全身性症状，而这些症状可于卧位时快速缓解。即用来描述一组症状多样的症候群：患者没有任何全身性疾病，但在站立时出现特定症状，包括但不限于：心悸、胸闷、头痛、头晕、精神恍惚、乏力、走路不稳、晕厥前兆、恶心、焦虑、视力不清及呼吸困难等，而症状在平卧后可随即完全缓解。

广义上，直立不耐受综合征包括：①体位性心动过速综合征（postural tachycardia syndrome，POTS）；②低碳酸性脑灌注不足（hypocapnic cerebral hypoperfusion，HYCH）；③神经介导的反射性晕厥（neurally mediated syncope，NMS）；④晕厥前兆（presyncope）；⑤直立性低血压（orthostatic hypotension，OH）；⑥直立性脑低灌注综合征（orthostatic cerebral hypoperfusion syndrome，OCHOS）；⑦非适当性窦性心动过速（inappropriate sinus tachycardia，IST）；⑧阵发性窦性心动过速（paroxysmal sinus tachycardia，PST）；⑨直立性高血压（orthostatic hypertension）；⑩心因性假性晕厥（psychogenic pseudosyncope，PPS）；⑪压力反射衰竭（baroreflex failure）。

本章重点介绍直立性低血压、体位性心动过速综合征、直立性高血压、直立性脑低灌注综合征。

【病理生理】

地球上，由于重力的存在，看似简单的站立其实也是对人体循环、神经等系统的一种挑战。

当人体平卧时，血液在身体内均匀分布，动、静脉压力从头到脚保持一致；而由于重力的作用，当人体直立时血液流向身体下部，形成从头到脚的血液压力梯度（如身高约180cm个体处于直立位，动脉压约：头部70mmHg、脚部200mmHg），如图3-1所示。

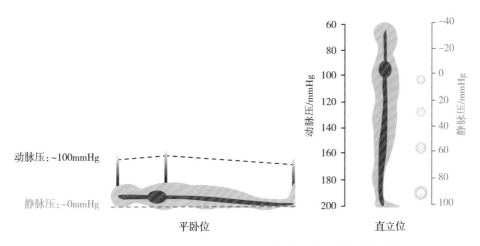

图 3-1 人体在平卧位及直立位时血管内压力及直径的变化

健康个体在站立后，大约有 500~1000ml 血液快速流向内脏和下肢的循环中。

（1）在直立的最初 20 分钟内，自主神经系统在人体循环系统调控中起着主导作用。在直立后的 0~30 秒，由于体内血液的足向重分布造成了下肢静脉压力的升高，回心血量及中心静脉容量的降低，进而造成每搏输出量的下降。此时，心率反应性升高，以弥补每搏输出量下降对心输出量的影响，同时人体还通过分布于颈动脉窦、心脏以及各主要心、肺血管的机械传感器激活脑干延髓的心血管调节中枢，通过交感神经对心脏和血管进行调整，通过迷走神经对心脏进行控制，调节人体的血流动力学状态。见图 3-2。

直立后的 30 秒 ~20 分钟，随着下肢毛细血管静水压的升高，血浆由血管向组织间隙渗出增加，回心血量继续降低，每搏输出量、心输出量持续下降，进一步激活自主神经功能的调控，升高心率，并引起系统血管阻力的升高，从而稳定血压。见图 3-3。

（2）而在此之后，神经内分泌系统逐步激活。循环系统内的激素（如血管紧张素Ⅱ、肾上腺素和去甲肾上腺素）以及局部活性物质（如内皮素和一氧化氮）开始产生循环调节的效力，但起效相对缓慢。血管内液体容量的转移变化，还可以通过改变诸如肾素 - 血管紧张素 - 醛固酮系统、心房尿钠肽

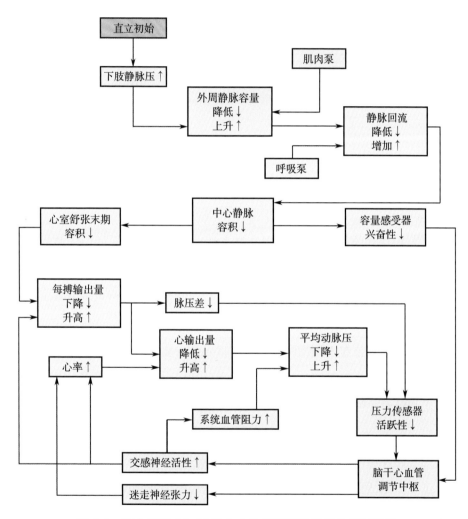

图 3-2 直立初始（0~30 秒）人体循环调控的反应机制示意

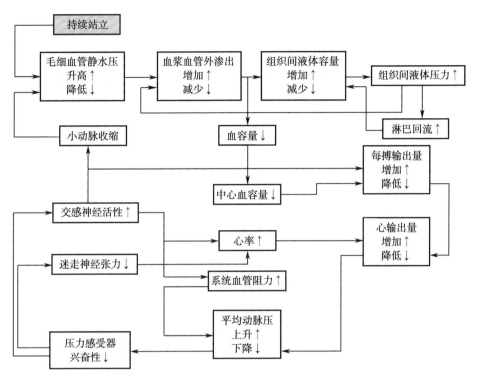

图 3-3 直立初始（30 秒 ~20 分钟）人体循环调控的反应机制示意

和胃肠激素等多种激素，来调控人体的动脉压，然而，这些物质的起效则需要更长的时间。

（3）从这个生理调节过程的起始，脑血流自动调节就一直参与其中。在健康人群中，这种调节是非常可靠而高效的。但在某些特定的条件下：①如当全身动脉压脱离了 60~150mmHg 的安全范围，脑血流的自动调控就会出现异常，引起脑灌注的异常；②再如第二章晕厥中所提及，当某些病理或生理原因引起患者在直立状态下出现严重的颅内血管紧张性收缩，也会造成直立不耐受综合征的相关临床症状。

【诊断】

1. 诊断要点

（1）除外全身性系统性疾病。

（2）症状的发生必须与直立状态相关。

（3）症状持续性，一般超过 3 个月。

2. 评估内容

（1）详细的病史采集：病史询问至关重要，包括：患者所处的生活及工作环境、精神状态、症状发生时的心境、前驱症状、症状的发生过程、症状发作时生命体征观察、症状缓解方式等。

（2）体格检查：严格的心脏、神经系统检查尤为重要。同时，由于患者症状与体位变化密切相关，故体格检查中，应包括卧位、坐位、直立位，以及直立后 3 分钟的血压和心率的测量。

（3）辅助检查包括：血常规、生化、甲状腺功能、D- 二聚体等实验室检查；心电图、超声心动图、Holter 及动态血压监测；头颅 CT 和 / 或 MRI、经颅多普勒超声（TCD）、颅内血管影像学检查等。

（4）全程的、全身血流动力学及脑血流动力学同步联合监测的直立倾斜试验对于直立不耐受综合征的诊断具有决定性作用。

第二节　直立性低血压

【概述】

（一）定义

直立性低血压（orthostatic hypotension，OH）：患者在站立后随即出现明显的血压降低，由于其生理功能代偿不良，可引起身体器官灌注不足，导致一系列症状，包括：头痛、头晕、肩颈痛（衣架综合征）、视觉障碍、呼吸困难、胸闷、胸痛及晕厥等。

（二）发病机制及流行病学

当人站立后，随着血液足向重分布的发生，交感神经系统被快速激活，引起心率提高、心肌收缩力增强，同时阻力血管收缩力的增加使得外周血管阻力明显升高。但如果当人体在血容量不足或交感神经系统所介导的血管收缩功能不良时，就会出现动脉血压的降低以及器官的灌注减少而引发相关症状。而当患者自行平卧或跌倒后，回心血量可迅速增加，使得症状快速缓解。

直立性低血压可分为神经源性（neurogenic）和非神经源性（nonneurogenic）两类。造成直立性低血压的原因众多，而神经源性与非神经源性直立性低血压在病因学上存在着本质性区别，见表3-1。非神经源性直立性低血压多继发于外部因素（如药物使用、容量降低等），而自主神经功能的控制能力大致正常，患者在直立后出现低血压时心率可代偿性升高；而神经源性直立性低血压患者由于其自主神经系统的压力反射功能障碍，因此在直立后出现低血压的同时心率反应明显降低或不存在。

随着年龄的增长，人体涉及循环控制的压力反射敏感性逐渐降低，自主神经退行性疾病以及直立性低血压的发生率持续升高。对社区人群的研究发现，在中年人群之中，直立性低血压的发生率仅为5%左右，而在60岁及以上的老年人群中，其发生率却高达20%左右。而在有其他合并症（如糖尿病）的直立性低血压患者中，发病率和死亡率明显升高。同时，直立性低血压更显著增加了冠心病、心肌梗死、心力衰竭、卒中以及晕厥的发生率。

表 3-1　神经源性与非神经源性直立性低血压的病因学比较

神经源性直立性低血压	非神经源性直立性低血压
神经系统损伤	内分泌
● 脊髓损伤	● 肾上腺功能不全
● 脑损伤	● 糖尿病
自主神经 α- 突触核蛋白病	● 高血糖
● 路易体痴呆	● 低钾血症
● 多系统萎缩	● 甲状腺功能减退
● 帕金森病	医源性
● 单纯自主神经功能衰竭	● 药物

续表

神经源性直立性低血压	非神经源性直立性低血压
特发性免疫介导的自主神经病变	感染
副肿瘤性自主神经病变	• 艾滋病
周围自主神经紊乱	• 感染性休克
• 糖尿病	中毒
• 遗传性淀粉样变病	• 药物滥用（毒品或酒精）
• 原发性淀粉样变病	代谢性
• 干燥综合征	• 维生素 B_{12} 缺乏症
	创伤
	• 失血
	血管
	• 贫血
	• 心律失常
	• 充血性心力衰竭
	• 脱水
	• 心肌梗死
	• 妊娠或产后
	• 静脉功能不全

（三）病因学

1. 药物因素

（1）降压药：理论上，所有的降压药都可能存在着引发直立性低血压的风险，但程度会有所不同。其中，β 受体阻滞剂、α 受体阻滞剂（用于治疗高血压或前列腺肥大）和利尿剂（包括螺内酯）可增加直立性低血压的发生，但似乎血管紧张素酶抑制剂（angiotensin-converting enzyme inhibitors，ACEI）的使用并不增加高血压患者直立性低血压的发生。

（2）其他药物：镇静剂、催眠药、非甾体抗炎药、抗精神病药和抗抑郁药等的使用，也与直立性低血压的发生有关。在抗抑郁药中，与 5- 羟色胺再摄取抑制剂相比，三环类药物和单胺氧化酶抑制剂类药物更常与直立性低血压的发生相关。

2. 神经源性直立性低血压　神经源性直立性低血压是由于自主神经系统的损伤、衰老所引起的，占全部直立性低血压的 10% 左右。值得注意的是，直立性低血压的发生通常是多因素的，神经源性直立性低血压也会因非神经源性机制或由于某些药物的使用而恶化。

（1）中枢神经系统受累：α- 突触核蛋白病是由 α- 突触核蛋白在神经元的细胞质（帕金森病、路易体痴呆和单纯自主神经功能衰竭）或神经胶质细胞（多系统萎缩）中聚集并纤维化，导致的综合征。由中枢神经系统病变所引起的神经源性直立性低血压还包括：常染色体显性遗传性脑白质营养不良、朊蛋白病以及韦尼克 - 科尔萨科夫综合征（Wernicke-Korsakoff syndrome）等。此外，在高段脊髓病变时直立性低血压也常出现（创伤性、炎性、肿瘤性、脊髓空洞症等）。这些患者的治疗通常十分困难，大多难以康复。

（2）周围神经系统受累：周围神经病变会引起各种不同程度的自主神经受累。在某些情况下，小的有髓和无髓自主神经纤维会遭到选择性靶向攻击，导致自主神经功能障碍而引发直立性低血压。

1）纯自主神经衰竭：是突触核蛋白在周围自主神经元细胞质中聚集所导致的。单纯自主神经功能衰竭与其他突触核蛋白病，特别是多系统萎缩的鉴别诊断上具有挑战性。临床上，疾病的进展可能是唯一的特征，因为单纯自主神经功能衰竭患者可能不会出现其他中枢神经系统功能障碍的临床表现。

2）糖尿病：是导致自主神经病变最常见的原因。患者一般有长期未得到良好控制的糖尿病病史（通常超过 10 年），同时伴有直立性低血压，以及微血管病变和疼痛等感觉运动性神经病。

3）淀粉样变性病：是一种罕见性疾病，患者软组织中出现各种来源的不溶性 β 纤维状淀粉样蛋白沉积，导致自主神经系统病变和直立性低血压。

4）吉兰 - 巴雷综合征：是一种急性炎性、多发性、脱髓鞘性神经根神经病，表现为心动过速或缓慢性心律失常，血压不稳定和血管反应性不足。但由于患者无法站立，故直立性低血压在临床表现上不明显。

5）自身免疫性自主神经节病变：自主神经受累也可发生急性、特发性自主神经神经节病变，表现为急性发作、单相病程（1~3 周），病情严重。

6）副肿瘤性自主神经病：在临床上与自身免疫性自主神经病难以区分，通常是由于小细胞肺癌（抗 Hu 抗体）或胸腺瘤所引起的。

7）遗传性自主神经病：以法布里病（一种 α- 半乳糖苷酶 A 基因突变所导致的 X 染色体遗传性多系统溶酶体贮积病）为代表，其自主神经受累通常仅限于无汗，而直立性低血压不常见。

3. 非神经源性直立性低血压　在绝大多数情况下，非神经源性直立性低血压的发生是在没有自主神经系统的损害下出现的。非神经源性因素主要包括：①血容量不足，无论是绝对的（腹泻、脱水、出血、血液透析、肾上腺功能不全、醛固酮缺乏症），还是相对的（血管扩张，如酒精摄入、发热、类癌综合征、肥大细胞增多症）或静脉血液瘀滞（肝硬化）；②心力衰竭是另一种常与直立性低血压相关的疾病，具有复杂的多因素机制；③自主神经功能失调也是非神经源性直立性低血压的重要机制，如长期卧床患者、航天飞行后返回地面的宇航员等均有发生。

【临床表现】

1. 病史　病史采集至关重要，不仅可以清晰了解患者直立后所出现的症状，更可以将直立性低血压与其他直立不耐受的表现形式区别开来，如血管迷走性晕厥、体位性心动过速综合征等。

病史中，出汗、心悸等自主神经系统激活的症状和体征，可提示体位性心动过速综合征和血管迷走性晕厥的可能性；发病前明显的情感、情绪，或疼痛等诱因的存在，可提示血管迷走性晕厥的可能性；而反复发作的、直立后即刻出现（起身后、行走 5 步之内）的直立不耐受症状，则可能与直立性低血压高度相关。

　　病史的询问还应包括详尽的用药史，尤其是血管活性药物的使用情况。由于自主神经功能衰竭与直立性低血压息息相关，故病史的询问更应扩展到其他相关的自主神经损害症状，如排尿障碍、便秘、勃起功能异常，以及睡眠障碍等。

　　2. 症状　当低血压发生时，患者会出现不同脏器的灌注不足，而导致不同的主观症状。①如果血压下降超过了大脑和视网膜循环的自动调节能力，可引起头晕、视物模糊、听力降低、认知速度下降，严重时更可能导致晕厥；②上身（肩部和颈部）肌肉的灌注不足，可引起相应部位的疼痛（所谓的"衣架痛"）及无力；③肺部血液灌注不足所引起的通气 - 灌注不匹配，可导致患者胸闷、呼吸困难；④在有基础心血管疾病的患者中，由于冠状动脉灌注储备能力的降低，可发生局部心肌的缺血，引起胸痛。相应症状罗列如下：

　　心血管系统：胸痛、心悸。

　　大脑：认知能力降低、头晕、晕厥和晕厥前期、眩晕。

　　消化系统：恶心、呕吐感。

　　血液系统：面色苍白、乏力。

　　呼吸系统：呼吸困难、疲惫、平卧呼吸（直立性低氧血症）。

　　视网膜：视物模糊、灰视、黑矇。

　　上身肌肉：颈肩疼痛（衣架综合征）。

　　这些症状大多反复出现、持续存在，并与患者的体位明显相关，即症状在直立，甚至坐位时出现，而在平卧时消失。通常，患者在早晨（夜间的尿钠排泄后）、血容量降低时、运动停止后、进食或饮酒后、环境温度高时、长时间平卧后站立时，以及身体不适应时，症状更为明显。

　　然而，尽管患者在站立时血压很低，但仍有近一半的神经源性直立性低血压患者缺乏相关的不适主诉。这种未被察觉或无症状的低血压状态，最常出现在中枢神经系统突触核蛋白病（如多系统萎缩、帕金森病或路易体痴呆）所引起的神经源性直立性低血压患者中，使得这些患者极易在未采取任

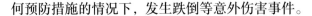

何预防措施的情况下，发生跌倒等意外伤害事件。

【诊断】

在详尽的病史询问基础上，依据患者反复出现的直立后特征性症状，可以作出直立性低血压的初步诊断。进而，可以进行直立负荷试验（orthostatic stress test）以明确诊断，包括：

1. 卧立位试验　卧立位试验应在一个安静、光线适中的房间中进行，环境温度在 20~24℃，站立前患者应休息 5 分钟并且排空膀胱。使用常规血压计，对疑似直立性低血压者，在平卧位及站立后的 1 分钟及 3 分钟，进行上臂血压测量，测量频率不超过 4 次 /min；更推荐使用无创连续逐搏血压仪进行测量。

阳性标准：血压降低呈进行性，收缩压降低≥20mmHg 或舒张压降低≥10mmHg，或收缩压降至 <90mmHg。

坐立位血压测量，也可用于直立性低血压的初始评估，尤其对于老年患者或者存在平衡障碍、肌肉及骨骼问题的患者更较为方便、实用，但测量灵敏度比卧立位血压的略低。

2. 直立倾斜试验　直立倾斜试验的详细操作方案可见第十章"神经心脏病学特殊检查"。

对于疑似直立性低血压患者，直立倾斜试验检查应予一定相关调整及注意：①时间上，应尽量接近平素易发生症状的时间（如上午起床后、进餐后等）；②应尽量让患者延续之前的处方药物治疗，以获得较高的灵敏度；③检查前应排空膀胱，而倾斜开始前应保持至少 10 分钟的平卧位；④试验过程中应使用连续、无创逐搏血压和心率监测；⑤倾斜角度在 60°~70°，检查时间因临床情况而定，一般持续时间为 5 分钟；⑥倾斜床需具备在出现血流动力学异常或出现症状后快速回落功能，快速回落时间应短于 10 秒。

依据直立倾斜试验的结果，直立性低血压可分为三型：典型直立性低血压、初发型直立性低血压和延迟型直立性低血压。

（1）典型直立性低血压：直立后 3 分钟内，收缩压持续下降≥20mmHg，舒张压持续下降≥10mmHg，或收缩压持续下降至 90mmHg 以下。对于有卧位高血压的患者，直立后收缩压的下降一般应≥30mmHg。见图 3-4。

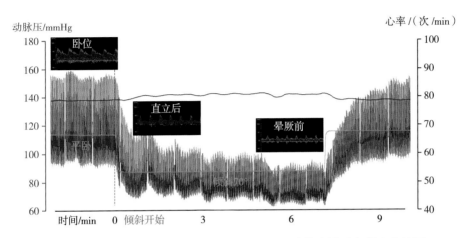

图 3-4　典型直立性低血压患者在倾斜试验过程中的血流动力学变化情况
倾斜开始后，动脉血压快速显著下降，（大脑中动脉）超声多普勒脑血流监测血流流速明显降低。

典型直立性低血压患者可能有症状，也可能并无症状。其症状的发生更多取决于血压的绝对水平，而不是血压下降的幅度；而对于具有相同的直立后低血压水平的患者，由于脑血流自动调节的差异，不同患者临床症状的严重程度也不尽相同。

临床上，依据病因学以及直立后的心率反应，可粗略地评价人体的压力反射功能，区别神经源性和非神经源性直立性低血压。当收缩压每降低 1mmHg，而反应性心率增加≥0.5 次 /min，可归类于非神经源性直立性低血压（灵敏度为 91%，特异度为 88%）。

（2）初发型直立性低血压：患者在直立后的 15 秒内出现收缩压快速、大幅度下降≥40mmHg 和 / 或舒张压下降≥20mmHg，但随后血压自然并迅速恢复正常，低血压和症状持续时间 <40 秒，但仍有可能引发晕厥。见图 3-5。

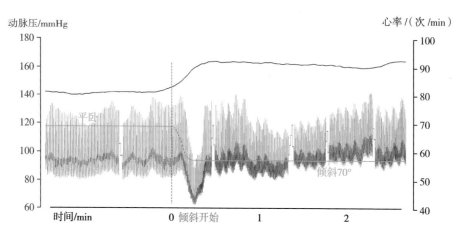

图 3-5 初发型直立性低血压患者在倾斜试验过程中的血流动力学变化情况
倾斜开始后，动脉血压快速、大幅度下降，而后迅速恢复。

（3）延迟型直立性低血压：患者在直立后，血压缓慢、进行性降低。通常，在直立3分钟后血压降低才达到诊断标准，即收缩压持续下降≥20mmHg，舒张压持续下降≥10mmHg，或收缩压持续下降至90mmHg以下。见图3-6。

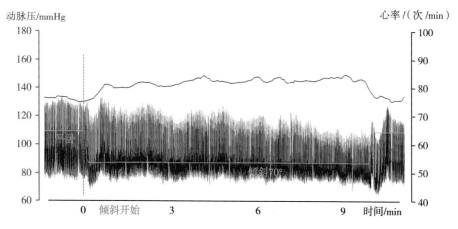

图 3-6 延迟型直立性低血压患者在倾斜试验过程中的血流动力学变化情况
倾斜开始后，动脉血压缓慢、进行性降低。

在延迟型直立性低血压患者，由于渐进性的中心血容量降低，经常可诱发出反射性晕厥。同时，在老年人群中，由于心肌顺应性的降低，并且存在直立后全身血管收缩反应能力的下降，延迟型直立性低血压并不少见。特别是对于帕金森综合征患者以及糖尿病患者，延迟型直立性低血压也可能是患者日后发展到典型直立性低血压的初始阶段。

【鉴别诊断】

并非所有直立不耐受综合征患者都会出现直立性低血压。直立不耐受综合征患者在站立时出现症状，可以没有血压的下降，甚至出现轻度血压的升高。在进行直立倾斜试验时，全程无创血流动力学及脑血流动力学的同步监测，对于直立不耐受综合征患者的临床诊断至关重要。对于怀疑直立性低血压的患者，在直立倾斜试验中进行无创血流动力学及脑血流动力学联合监测，不仅可以明确直立性低血压的诊断及分型，还可以清晰地区分直立性低血压、体位性心动过速综合征、直立性脑低灌注综合征等。

【治疗】

（一）非药物治疗

药物干预并不能恢复直立性低血压患者正常的压力反射调节功能，既不能使患者的自主神经系统重新依据体位的变化而调节血压的变化，还可能引发或加重患者的卧位高血压，因此，非药物治疗是目前直立性低血压管理的主要方法。

在非药物治疗措施中，改变患者的生活方式至关重要。这些措施不仅可以避免或减少低血压发作，还不会诱发长期的卧位高血压。在临床工作中，建议采用针对个体患者的方法，量身定制个性化的非药物干预治疗措施。

1. 健康宣教及辅导　健康教育的目标并不是改善血压，而是力图改善患者的症状和提高日常生活的能力。

（1）帮助患者早期识别低血压症状及晕厥先兆。

（2）避免触发事件，如长时间站立、运动后随即站立不动、情绪紧张、暴饮暴食、过量进食富含碳水化合物的食物、饮酒，以及长时间处于温热环境中（如热水澡和桑拿）。

（3）处于不良状态（如情绪紧张、劳累疲惫、闷热环境中等）时，应尽量减小直立应激的强度（如宜坐、卧，不宜站立），并缩短时间。

（4）放慢改变体位的速度（如平卧后站起之前，宜先坐在床边片刻，以减缓由平卧至站立初始时血流动力学的骤然改变）。

（5）避免患者在白天长时间的躺卧，同时夜间睡眠时宜将床头抬高。

（6）调整家居环境，有利于患者日常生活（如在浴室内放置椅子，坐位洗澡）。

2. 对既往药物治疗的评估　对于直立性低血压患者，应认真评估所有其正在使用药物的心血管不良影响，并在必要的情况下修改治疗方案或停药。尤其，需要认真对待那些可以减弱人体在直立时的心血管代偿性反应，而引发和 / 或加剧直立性低血压的药物（如中枢或外周 α 受体阻滞剂和 β 受体阻滞剂）。但是，我们还应该注意加强对控制不良的高血压的治疗，可明显减少非神经源性直立性低血压的发生。

对于老年患者，建议对平均血压低于目标值者减少或停止使用降压药。

对于跌倒高危患者，降压药可优先选择血管紧张素转换酶抑制剂、血管紧张素受体阻滞剂和钙通道阻滞剂，而避免使用利尿剂、α 受体阻滞剂和 β 受体阻滞剂。同时，也应注意抗精神病药、抗抑郁药和苯二氮䓬类药物的使用情况。

3. 物理对抗措施　物理对抗措施易于应用，并可以较为有效地提高患者的立位耐力。在患者出现低血压症状时立即实施，可快速终止或缓解直立性低血压的发作。然而，对抗措施的实施需要基于患者可早期识别低血压状态的基础上，同时，更需要认真地进行对患者的综合评估，制定最为有效的个体化方案。但是，对于无前驱症状的患者，或因身体虚弱，或因患有神经系统疾病而存在运动障碍或平衡缺陷的患者，物理对抗措施无效。见图 3-7。

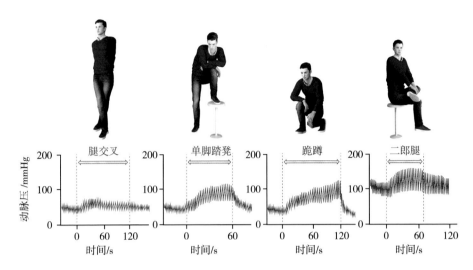

图 3-7　神经源性（典型）直立性低血压患者，
实施各种物理对抗措施对血流动力学的影响

由上图可以发现，出现不适症状后快速下蹲，可能是最容易缓解症状的措施。

4. 快速大量饮水（bolus water drinking）　直立性低血压患者，在触发事件（站立、处于闷热环境中）之前一次性地快速饮水（2~3 分钟内饮水 500ml），可在 5~10 分钟内引起交感神经系统所介导的血压升高，且血压上升一般可持续 30~45 分钟。

5. 少食多餐，减少饮酒　神经源性直立性低血压患者，也常会出现餐后低血压，即在餐后 30 分钟内，出现显著的收缩压降低（>20mmHg）。餐后低血压可以通过少食多餐、低碳水化合物饮食，以及减少和避免饮酒来减轻症状。

相反，对于合并存在卧位高血压的直立性低血压患者，睡前加餐［约400cal 热量（1cal=4.186J）］或饮葡萄酒 1 杯，可以抵消夜间卧位高血压的出现。

6. 增加日常食盐摄入及饮水　补充盐分可以提高血浆体积，提高直立的耐受能力。因此，直立性低血压患者应避免低钠饮食，每日饮食中盐摄入量宜在 10g 左右。增加盐的摄入既可以通过每天的膳食，但如无禁忌，也可通过每日服用（氯化钠）盐片来实现。水的摄入量宜在 2~3L/d。同时，每日测量体重更有助于对这种干预措施的监测。

7. 适当的体育训练　直立性低血压患者，可以进行适当的身体下半部、中等强度的力量训练。这些训练可以增加患者的血容量以及下肢反压训练的效应而对患者产生益处，并且对严重直立性低血压患者也是安全的，具有良好的耐受性，包括：平卧或半卧的自行车训练、划船运动等。但对于运动后低血压患者，有可能诱发晕厥事件，应嘱其缓慢终止训练，并在训练停止后的最初几分钟内特别注意晕厥先兆的出现，避免意外伤害事件的发生。

游泳不会引发低血压症状，但患者离水上岸后也可能出现头晕等低血压症状，尤其在温暖的水中游泳后更易出现，应十分注意。骑车时，患者应尽量避免空轮滑行，因为下肢肌肉的突然放松可能会引发低血压相关症状。使用手杖可以减轻患者在直立时的压力负荷，有利于患者的长途步行训练。

8. 其他非药物干预措施

（1）抬高床头，可以在睡眠时增加重力对直立性低血压患者负荷作用，提高患者的直立耐受能力。该措施还可以改善患者的夜间高血压状况，减少夜间多尿，减少夜间体液的流失，有利于患者体内血浆容量的保持。但床头抬高角度过小并不能提高患者的直立耐受能力，故目前一般提倡采用较大的床头倾斜角度（通常，用砖块将床头抬高 20~30cm 为宜）。虽然，抬高床头会给患者带来一定的不适，但如其可以接受，患者的获益可能非常明显。使用角度可调节的电动床或床垫，效果可能更好。

（2）（穿至大腿上部的）弹力袜，对维持患者站立时的血压作用较小；但加压弹性腹带可以明显减少腹部的血液瘀滞，较为有效地对抗直立性低血压。

（二）药物治疗

临床上，部分的直立性低血压，尤其是那些严重的神经源性直立性低血压患者，尽管认真坚持非药物治疗，但症状仍然持续存在，可考虑予以药物治疗。

对于直立性低血压，药物治疗主要包括两类：血管容量扩张剂和升压类药物。

1. 容量扩张剂 氟氢可的松（fludrocortisone）是一种合成的盐皮质激素受体激动剂，可增加患者的血管内容量，用于没有心力衰竭及卧位高血压的患者治疗，但目前临床疗效（尤其是长期用药）尚不确定，治疗剂量为0.05~0.2mg/d，不建议超过0.2mg/d。大剂量使用氟氢可的松的副作用是引发卧位高血压和低钾血症，而长期应用还会增加心力衰竭、肾纤维化的风险。

2. 升压药 α肾上腺素受体激动剂米多君（midodrine）和合成的去甲肾上腺素前体屈昔多巴（droxidopa）均为短效药物，相对于盐皮质激素激动剂较为安全。

米多君可以增加外周血管阻力，用于严重直立性低血压的治疗。其半衰期短（约为4小时），可使血压短暂升高2~3小时，因此可以根据需要进行个体化治疗。通常剂量为2.5~15mg，每日2~3次。对于严重的神经源性直立性低血压患者可在早晨起床前30分钟给予第一剂，但不应在卧位或睡前3~4小时服用，以避免或减轻卧位高血压及夜间高血压。米多君的副作用包括：竖毛反应（鸡皮）、感觉异常、仰卧位高血压和尿潴留。

屈昔多巴的升压作用取决于患者节后交感神经的功能水平。治疗前血浆去甲肾上腺素浓度低的患者，其升压作用较强且稳定。通常每日剂量为100~600mg，分2~3次口服（早上、中午、睡前3~4小时服用），或根据患者需要服用。

（三）特殊状态的处理

1. 餐后低血压（postprandial hypotension） 超过90%的直立性低血压患者会出现餐后低血压。餐后低血压是指患者在餐后30分钟内收缩压下降超过20mmHg。餐后低血压的发生主要是由于患者自主神经的损害无法对抗餐后内脏血管床内血容量的增加所导致的。餐后低血压的发生无须体位变化的激发，更易引发晕厥和跌倒。

患者血压的降低幅度取决于进食量的多少及食物的成分，特别是碳水化合物，葡萄糖吸收后释放血管活性肠肽与餐后低血压的发生有关。

阿卡波糖（acarbose）是治疗餐后低血压的首选药物。阿卡波糖通过抑制小肠刷状缘的 α- 葡萄糖苷酶，减少碳水化合物的分解而延迟葡萄糖的吸收，同时还可减少胃肠激素的释放，减缓胃排空。治疗宜从小剂量（25mg）开始，逐渐增加剂量至 100mg，每日 1~2 次，直至症状缓解。阿卡波糖的治疗可仅在患者进食大量碳水化合物餐时按需用药，但忌用于糖尿病酮症酸中毒、肝硬化、炎症性肠病、溃疡性结肠炎、肠梗阻等慢性肠道疾病患者。

咖啡因（caffeine）：餐前 30 分钟服用 250mg 咖啡因片剂或饮用含咖啡因饮料可有效减轻餐后低血压。

奥曲肽（octreotide）对重度餐后低血压患者也有帮助，但奥曲肽的使用受到（皮下注射）用药方法，以及易引起腹痛、恶心和呕吐等副作用的限制。

2. 卧位高血压（supine hypertension） 卧位高血压是指在平卧位患者的收缩压≥150mmHg，舒张压≥90mmHg。约 50%~60% 的直立性低血压患者会合并有卧位高血压。

卧位高血压发生的病理生理机制多种多样。首先，用于治疗直立性低血压的药物就可能导致卧位高血压，特别是半衰期长的药物，如氟氢可的松；其次，既往有原发性高血压病史的患者，当其自主神经功能衰竭时，由于压力反射的缓冲能力降低或缺失，可造成高血压程度的加重。但也有不少患者在未接受升压治疗前，就已经出现了平卧高血压。

大多数卧位高血压患者在坐位时血压正常，因此只有在平卧位时，或夜间睡眠时才需要治疗，但治疗需个体化。对于有靶器官损害的证据（如左心室肥厚、肾功能受损等）的患者，治疗须及时、恰当。而对于多系统萎缩的患者，由于其预期寿命较短，故改善低血压及提高生活质量可能比防止卧位高血压造成的并发症更加重要。在有卧位高血压的自主神经衰竭患者中，约30%患者还会出现夜间血压的下降，这可能与夜间如厕时体位变化相关。因此，夜间的血压控制水平需特别注意，同时还应防止患者夜间起床时晕厥的发生。

在日间，控制卧位高血压发生最有效、简洁的方法就是避免患者平卧，尤其是在服用升压药物之后的数小时内。在睡前，嘱患者加餐少量甜食（热量在400cal左右）可减轻夜间高血压的发生及程度。同时，在患者床上加用（头高脚低的）楔形床垫或使用电动床将床头抬高15~20cm，也可以较为有效地降低患者夜间平卧位的血压水平。

【预后】

直立性低血压十分常见，但预后不良。同时，直立性低血压也是一种常常被低估的临床疾病，不仅可造成患者生活质量的低下，还可能使患者因晕厥、跌倒、外伤等意外事件出现生命危险。并且，直立性低血压还与卒中、冠心病、心力衰竭、慢性肾脏疾病、死亡等独立相关。

直立性低血压的健康管理需要个体化，量身定制治疗措施，并且应采取循序渐进的方法。非药物治疗是目前治疗直立性低血压的最佳手段。

第三节　体位性心动过速综合征

【概述】

体位性心动过速综合征（postural tachycardia syndrome，POTS）是一种常见的直立不耐受综合征的表现形式。患者在站立或坐位时出现头晕、心悸、胸闷、乏力、视物模糊等不适，但在平卧后症状可快速缓解。一些患者还可偶发一过性意识丧失、晕倒。

通常，典型的体位性心动过速综合征患者多为年龄在12~50岁的女性（男女发病比例约1：4），最常见的发病年龄为14岁。发病可由免疫应激

（如病毒感染，通常为上呼吸道或胃肠道病毒）、外伤（如脑震荡）、月经初潮、妊娠或手术等引起。急性发作后，一部分患者的症状可明显改善，但大多数患者的症状还会反复出现，并进行性加重。同时，由于该综合征患者的临床表现各异，误诊比较常见。患者通常处于受教育期或职业生涯的早期，因此疾病不仅会明显削弱患者身体，还会严重影响其经济状况。

【病理生理机制】

体位性心动过速综合征不是一种疾病，而是一种临床综合征或临床表象。其病理生理机制目前尚不十分明确，依据现有的研究结果可归纳为 3 个主要方面：①部分自主神经病变；②反复持续的低血容量；③中枢性高肾上腺素能状态。

1. 部分自主神经病变（partial autonomic neuropathy） 该类型的体位性心动过速综合征可能是由于患者的自主神经病变所造成。这类患者的神经病变可导致其外周交感神经功能障碍，造成患者直立时血液在盆腔、内脏及下肢血管床的过度瘀滞，回心血量降低及每搏输出量的下降，出现代偿性的显著心动过速。

2. 低血容量 大部分体位性心动过速综合征患者不仅血容量持续偏低，而且血浆肾素活性和醛固酮水平也明显偏低，导致肾脏钠的重吸收不足。对肾素 - 血管紧张素 - 醛固酮系统（RAAS）的研究还发现，部分体位性心动过速综合征患者的血浆血管紧张素 - Ⅱ（Ang-Ⅱ）水平明显升高，而血管紧张素转化酶Ⅱ的活性不足，致使全身血管收缩功能不良、体液平衡维持能力降低，继而造成持续性低血容量状态。

3. 高肾上腺素能 高肾上腺素能型体位性心动过速综合征患者约占全部患者总数的 30%~60%。该型患者血浆去甲肾上腺素水平在直立时明显升高，引起由高肾上腺素能状态所驱动的直立性心动过速，产生心悸症状。临床上，这类患者还比较容易在劳累、情绪紧张等状态时出现症状的加剧，在站立或进行直立倾斜试验时可以观察到十分显著的心率增加。

4. 其他 体位性心动过速综合征发生的病理生理机制可能还包括：

①肥大细胞活化障碍；②自身免疫功能异常；③性别差异及月经周期；④昼夜差异性；⑤心血管去适应（长期卧床或微重力暴露）等。

【辅助检查】

1. 直立倾斜试验　在大多数情况下，对于体位性心动过速综合征的诊断，使用主动站立测试就可以满足临床评估的需求。但主动站立过程中，由于下肢"肌肉泵"的作用，腿部骨骼肌的收缩可增加静脉的回心血量，从而降低血液因重力重分布的程度。与此相比，直立倾斜试验所造成的被动体位改变可以更充分地降低"肌肉泵"对血液重分布的影响，提高检查的敏感性，使检查中患者的心动过速更为明显。但出于试验准确性的考虑，在直立倾斜试验检查中，不建议使用药物激发方案。试验一般采取 70° 的倾斜角度，直立时间 10 分钟，并且推荐在试验过程中使用无创逐搏连续血压监测设备。见图 3-8 所示。

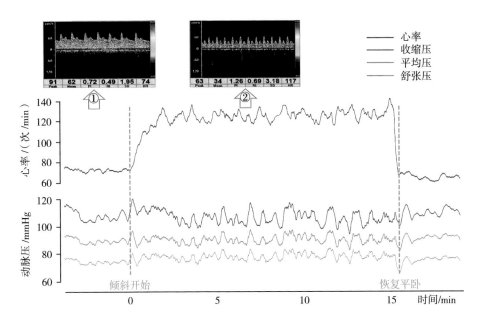

图 3-8　体位性心动过速综合征患者在直立倾斜试验过程中血流动力学的表现

直立后，患者血压稳定，但心率急剧升高；恢复平卧后，心率快速恢复至初始状态。大脑中动脉经颅多普勒脑血流监测可发现患者在心动过速时（箭头②）的脑血流流速较平卧基础状态（箭头①）显著降低，伴有 PI 及 RI 的升高。

由于体位性心动过速在早晨更为明显，因此在允许的条件下，可尽量在早晨进行主动站立测试（或直立倾斜试验）。

2. 自主神经功能评估　包括心率变异性分析、Valsalva 动作过程中血压和心率的变化分析、定量泌汗运动神经轴突反射试验、交感皮肤反应、肛门括约肌肌电图，以及综合自主神经功能障碍严重度评分，等等。由于绝大多数体位性心动过速综合征患者的自主神经系统基本完好，因此，自主神经功能的评估一般都在正常范围。

3. 卧立位血浆儿茶酚胺水平测定　有助于高肾上腺素型体位性心动过速综合征的诊断。检测时，患者需开通外周静脉留置管路，然后静息平卧休息至少 10 分钟后收集血浆样品测量卧位血浆儿茶酚胺水平（多巴胺、去甲肾上腺素和肾上腺素）；随后嘱患者站立，直立 5 分钟后再次测量血浆儿茶酚胺水平。正常人在平卧后直立，儿茶酚胺水平翻倍升高，但高肾上腺素型患者血浆去甲肾上腺素水平强烈升高，一般是平卧水平的 3 倍或更高（通常 >800pg/ml），呈现交感神经过度激活的反应。

【诊断】

对疑似体位性心动过速综合征患者的评估首先应包括全面、详细的病史询问，以明确存在直立不耐受的症状；体格检查的目的是确认患者存在体位性心动过速，且无直立性低血压，同时须行认真的心脏检查（以排除结构性心脏病）、神经系统检查（明确周围神经系统的功能水平）；实验室检查应包括：全血细胞计数、电解质、甲状腺功能检查和心电图，必要时可行 24 小时动态心电图、经胸超声心动图、直立倾斜试验及运动负荷试验等检查。

诊断要点如下：

1. 患者由平卧至站立后或在直立倾斜试验开始后的 10 分钟内，心率的增加超过 30 次 /min 或更高（12~19 岁个体的心率的加快需超过 40 次 /min）。

2. 在直立状态时，通常会出现头晕、头痛、心悸、乏力、震颤、视物模糊等直立不耐受的症状。

3. 症状可随患者恢复至平卧位状态后迅速改善，但反复发作，持续至少 3 个月。

4. 不伴有直立性低血压，即患者在直立后收缩压降低 <20mmHg。

5. 多数患者在直立状态下有明显的脑血流流速的降低。

【鉴别诊断】

1. 反射性晕厥　患者在晕厥前可能会出现类似体位性心动过速综合征的直立不耐受症状。但晕厥患者在直立期间的血压和心率基本可保持稳定，直至晕厥前或晕厥时才发生血压、心率的急剧下降；而体位性心动过速综合征患者在整个直立过程中血压可维持稳定，唯有心率显著升高，且大多数患者并不发生意识丧失。然而，反射性晕厥与体位性心动过速综合征可以同时存在，约 30% 的体位性心动过速综合征患者可能发生过晕厥。

2. 神经源性直立性低血压　与体位性心动过速综合征患者相类似，神经源性直立性低血压患者常有直立不耐受的症状。但直立性低血压患者多有糖尿病、多系统萎缩、帕金森病、路易体痴呆、单纯自主神经功能衰竭、自身免疫性自主神经节病等基础疾病史。在直立倾斜试验中，典型直立性低血压患者在直立开始后的 3 分钟内收缩压明显下降，至少超过 20mmHg。

3. 窦性心动过速　有时可被误判为体位性心动过速，应依据临床表现进行合理评估。虽然，窦性心动过速和体位性心动过速都主要发生于年轻女性，但窦性心动过速的发生与体位无关，且可出现夜间卧位时的心动过速；而体位性心动过速的发生须由体位改变所触发，患者在静息卧位时心率正常。

4. 嗜铬细胞瘤　一种较为少见的神经内分泌肿瘤，可出现阵发性高肾上腺素能症状，但与体位性心动过速综合征的主要不同点在于嗜铬细胞瘤患者的阵发性症状与体位不相关，同时还多具有血压骤然显著升高的特点。

5. 药物影响　服用拟交感神经药（如苯丙胺）、三环类抗抑郁药也常会导致心动过速。而 β 受体阻滞剂、中枢性交感抑制剂（如可乐定）等的突然停药，也可导致心率反弹，出现心动过速。

【治疗】

体位性心动过速综合征的非药物治疗和药物治疗总结于表 3-2。

表 3-2　体位性心动过速综合征的治疗

非药物治疗

　健康教育

　避免诱发因素

　饮食

　　增加钠摄入量（高血压患者除外）

　　增加水摄入量

　弹力袜、弹力连裤袜（压力 20~40mmHg）

　弹力绑腿

　紧身腹带

　分级运动训练

　物理治疗

　倾斜训练

　晕厥前兆

　肢体反压对抗动作

　应激压力管理

药物治疗

　氟氢可的松

　米多君

　屈昔多巴

　吡斯的明

　伊伐布雷定

　β 受体阻滞剂

　可乐定

　α- 甲基多巴

（一）非药物治疗

健康教育是体位性心动过速综合征患者医疗管理的首要环节，需特别仔细向患者讲解。

1. 患者须特别注意环境温度的适度、避免过度运动，特别是在餐后。这可避免症状的急性加重。患者应避免大餐，尤其是高脂肪及含复杂碳水化合物的大餐，同时，应少食多餐，增加高纤维饮食。

2. 尽量停用可能引发或加重窦性心动过速、直立性心动过速的药物，如兴奋剂、去甲肾上腺素再摄取抑制剂等。

3. 增加有效血容量。增加每日饮水量（2~3L/d），同时增加每日的钠摄入量。可口服钠盐，将钠摄入量增加至每日 3~10g（1 茶匙约为 2.3g 钠）。

4. 减少下肢及内脏循环的静脉瘀滞。可使用弹力袜（但须穿着长筒袜，延伸到大腿上部，最好至腹部），和/或使用腹带。

5. 在增加水和盐摄入量的基础上，可开展卧位有氧运动、腿部抗阻训练，如使用卧式自行车、划船机等，随后渐进地过渡到直立状态的其他运动。

6. 在出现先兆症状时，可使用肢体加压动作对抗，如交叉腿、肌肉拉紧及蹲跪等。

7. 将床头抬高 10° 睡觉，可能会改善清晨的症状。

（二）药物治疗

对于体位性心动过速综合征患者的治疗，药物治疗在很大程度上是为了改善患者的症状，但由于药物潜在的副作用以及目前尚不充分的临床疗效研究结果，应尽量避免或减少使用。针对改善直立耐受性的治疗，主要包括：扩充血容量、调节心率和稳定血压。

氟氢可的松（fludrocortisone）可以增加患者的血容量，常用于体位性心动过速综合征的治疗，但支持该药疗效的证据相当有限。氟氢可的松由每日0.1mg 开始，而后增加至每日 0.2mg，以达到增加血容量的治疗目的。为提高氟氢可的松的治疗效果，患者须高钠饮食，且应增加钾的摄入量，避免低钾血症的发生，并适当监测血清钾浓度。由于用药后醛固酮活性的长时间升高会导致心肌纤维化，因此该药应避免长期使用。

β 受体阻滞剂常用于体位性心动过速综合征的治疗。其中普萘洛尔

（propranolol）、美托洛尔（metoprolol）、比索洛尔（bisoprolol）和阿替洛尔（atenolol）最为常用。伊伐布雷定（ivabradine）可以调节心脏窦房结的兴奋性、降低心率、缓解体位性心动过速综合征患者的症状。

对于有症状的肾上腺皮质功能亢进（高肾上腺素型）患者，非选择性β受体阻滞剂可能是有益的。普萘洛尔可用于降低心率并减轻症状，剂量10~20mg，每日4次。阿替洛尔或美托洛尔可以作为有支气管痉挛病史患者替代药物。

米多君（midodrine）是一种口服α肾上腺素受体激动剂前体药，可以促进静脉和血管收缩。对于静息血压偏低或正常的患者，可以尝试口服米多君2.5~10mg，每日3次。第一剂应在早晨起床前15~30分钟服用，最后一次剂量应在下午4点前服用，同时每日服药后患者应注意避免长时间平卧。其副作用还包括尿潴留、头皮发麻和竖毛等。

综上所述，体位性心动过速综合征的症状多样，并且其发生可能存在多种病理生理机制的重叠。最常见的发病人群是年轻女性，经常有诱因事件（如疾病、怀孕或手术），可导致患者活动受限。最主要且有效的治疗方法是定时、有步骤地逐步加强身体锻炼，并增加盐和液体摄入。

第四节 直立性高血压

【概述】

直立性高血压（orthostatic hypertension，OHT）是指患者在站立时，由于自身的神经体液过度激活，而出现持续、明显的血压升高。

多年来，虽然各种关于直立性高血压的定义被先后提出，但目前为止临床上仍缺乏基于人群研究的标准数据或心血管风险评估的研究结果。因此，直立性高血压的定义尚缺乏广泛共识，即缺乏明确而统一的"官方"定义。同时，直立性高血压的真实患病率也尚难以估算。大多数研究将直立性高血压定义为：患者具有直立不耐受的症状，如在坐位或者直立位时出现头晕、头痛、心悸、恶心、出汗等不适，而由平卧位至站立后收缩压至少增加20mmHg。而有另外一些研究则将直立性高血压定义为：患者卧位血压正常，低于140/90mmHg；但当站立后，直立位血压超过140/90mmHg。或者一些研究则只将舒张压作为直立性高血压的评价尺度，即卧位舒张压低于90mmHg的患者，如在直立后舒张压超过90mmHg，就可认定为直立性高血压。

就目前的观点来看，无论是直立性高血压还是直立性低血压的患者，都存在着自主神经系统的功能障碍，与原发性高血压的发生具有显著关联。而直立性高血压的发生似乎还可预测老年人的心血管事件发生情况和死亡风险。

【病理生理机制】

至今，虽然直立性高血压发生的详细病理生理机制尚未完全清晰，但其发生已被认为是一种自主神经功能障碍的表现。当人体直立时，由于地球重力的作用，血液出现足向重分布，导致回心血量的减少，以及每搏输出量和心输出量的下降。在正常人群中，上述血流动力学的变化会兴奋动脉压力传感器，调节交感神经和迷走神经的平衡状态，并通过收缩阻力血管及增加心率等措施维持血压的稳定。然而，在直立性高血压患者中，由于直立后交感神经的过度兴奋导致外周血管的收缩过于强烈以及心率增加过于显著，以致使患者的血压在直立位时显著升高。与正常人相比，直立性高血压患者在站立时，具有更高的心输出量和心率、更高的外周血管阻力，以及更高的血浆去甲肾上腺素水平；同时，患者的肾素-血管紧张素-醛固酮系统（renin-angiotensin-aldosterone system，RAAS）的过度激活及升压素的分泌增加也参与了直立性高血压的发生。此外，动脉硬化和小动脉重构也可能会加重直立状态下的交感神经反应，导致外周血管阻力的过度增加。因此，衰老、原发性高血压、糖尿病和神经系统疾病等也可以增强交感系统的激活和自主神经系统的退化，对直立性高血压的发生起到了促进作用。

【诊断】

与直立性低血压的诊断方法相类似，对于直立性高血压患者的检查主要包括：主动站立试验（active standing）、动态血压监测（ambulatory blood pressure monitoring，ABPM）和直立倾斜试验。

在主动站立试验中，患者需在平卧 5 分钟后测量卧位血压，而后站立并连续测量 3 分钟的直立位血压。主动站立试验也可在患者家中进行，这样不仅可避免"白大衣"效应，同时也可能有更多的机会检测出门诊不易发现的直立性高血压。而在进行主动站立试验时，如能使用无创连续逐搏血压仪进行血压测量，则可大幅度提高试验的准确性。

临床上，直立倾斜试验可以为直立性高血压的诊断提供最为准确而可靠的依据。试验中，进行头向上 60°~70° 倾斜，至少 20 分钟并监测连续逐搏血压。一般情况下，在诊室主动站立或倾斜试验期间如收缩压升高超过 20mmHg，可认为直立性高血压确定阳性；同样条件下，如收缩压升高超过 10mmHg，可以考虑直立性高血压可疑阳性。相比之下，对于在家中进行主动站立试验的患者，评判标准可以相对放宽，如收缩压升高大于 10mmHg 即可认为直立性高血压确定阳性。图 3-9 所示为一直立性高血压患者倾斜试验过程中的血流动力学表现。

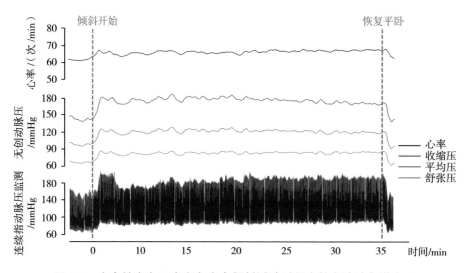

图 3-9　直立性高血压患者在直立倾斜试验过程中的血流动力学表现
女性，62 岁，倾斜试验开始后，患者血压迅速、显著升高，收缩压由平卧时的 145mmHg 左右上升至 180mmHg 左右，同时，心率上升；恢复平卧后，血压及心率快速恢复至初始状态。

24 小时动态血压监测在直立性高血压的诊断中也存在独特的优势，可以发现患者在某些特定时段、体位的血压变化情况，并且还可以提供对于患者短期血压变异性的评估。但在监测过程中应嘱患者记录其活动情况（尤其是睡眠、起床）以及出现不适症状的时间以供分析。

【治疗】

直立性高血压是一种时常被忽视的，但常见的心血管疾病。目前，自主神经系统的功能障碍被认为在直立性高血压的发生中起着至关重要的作用，同时，直立性高血压的发生还可能与原发性高血压相互重叠。尽管对于体位的改变，直立性高血压与直立性低血压有着相悖的血流动力学反应，但两者均可能源自相似的病理生理学基础，并可能给患者带来相同的心血管事件风险。

常规高血压的治疗决策主要是通过测量患者在静息状态下的坐位诊室血压决定的。而迄今为止对于常规高血压合并直立性高血压或孤立的直立性高血压（卧位血压正常）患者的降压治疗尚缺乏国际一致性共识，以及相关的治疗指南。

由于心、脑血管疾病的发病率及死亡率均与患者血压水平升高密切相关，因此对于存在直立性高血压的高血压人群更应该重视降压治疗。临床上，常规的动态血压监测可以更好对合并直立性高血压的高血压患者或孤立的直立性高血压患者的治疗及疗效评估提供依据。但目前尚无证据表明某些类别的降压药物可以对于直立性高血压患者存在特定的减少心、脑血管风险事件的保护作用。故在缺乏临床试验数据支持的情况下，大多数患者的降压治疗仍需要按照当前高血压治疗指南的建议，从一线降压药物开始。然而，由于比较特殊的病理生理学特性，对于直立性高血压患者最佳的降压药物选择也可能更需依据不同患者体位改变后个体化的生理学反应，即更应依从于直立倾斜试验中患者是否出现过度的心率调节、过度的外周血管阻力的变化等血流动力学特点而决定药物的选择。如人体在站立时可引发心脏前负荷的降低，而利尿剂则会加重中枢性的低血容量，可能并不是治疗直立性高血压的最佳药物选择；与此相反，α 受体阻滞剂在治疗直立性高血压方面可能具有独特的效果；此外，还有交感神经阻滞剂等，但疗效与临床的个体化患者选择密切相关。

第五节　直立性脑低灌注综合征

【概述】

直立性脑低灌注综合征（orthostatic cerebral hypoperfusion syndrome，OCHOS）是一种与直立状态下单纯脑血流速度降低相关的直立不耐受形式，不伴有直立性低血压、心动过缓、低碳酸血症，以及直立性心动过速。

症状常表现为直立性头晕，女性患者多见（约占 60%），且可合并有偏头痛（约 35%）。其发生可能与患者在直立状态时异常的脑血管收缩或过度的静脉池扩张有关。在直立倾斜试验中，经颅多普勒脑血流监测可发现患者在倾斜直立状态出现异常、显著的脑血流速度（cerebral blood flow velocity，CBFv）下降，但无体位性低血压及心律失常等。

直立性脑低灌注综合征是一种在直立状态下仅与脑灌注降低相关的新型综合征。该综合征可发生在各个年龄组中，而女性发生率多于男性。患者叙述最多的症状就是直立性头晕。在老年人群中，直立性头晕十分常见，大约占老年头晕总体的 2%~19%。现有的研究结果表明，部分的（5%~30%）直立性头晕可能与直立性低血压有关，而大多数的直立性头晕似乎与直立性低血压并无密切相关，也就是说这些患者在站立时所出现的头晕症状并不伴有直立位的血压降低，而这些直立性头晕患者的症状更可能是由于单纯的脑灌注不足所引起。

【病理生理机制】

目前，绝大多数对于脑灌注降低程度与患者症状的相关性研究通常是依靠在直立倾斜试验中观察患者脑血流速度变化而实现的。一般认为：在健康个体中，如直立后 CBFv 低于基线的 30%，则可能出现头晕症状；而 CBFv

下降超过基线的 50%，则会有较大发生晕厥的可能性。

至今，在无直立性低血压的条件下，如何导致直立性头晕的血流动力学机制尚不完全清晰。但有几种可能机制会导致直立性脑低灌注综合征的发生：

1. 脑血流自动调节功能障碍。如前所述，脑灌注的调控是一个复杂的控制过程。在一定的动脉血压变化范围内，人体可以通过脑血流自动调节功能，调节脑血管阻力保持 CBFv 的相对稳定。而直立性脑低灌注综合征患者，由于自动调节功能障碍，致使颅内小动脉出现异常收缩，从而引起脑血流严重降低并出现症状。这种不适宜的脑血管过度收缩已被认为是健康受试者和体位性心动过速综合征患者在直立时出现 CBFv 降低的潜在机制。交感神经异常兴奋介导的脑血管收缩或迷走神经张力过度降低导致脑血管舒张减弱都可能导致出现这个主动的脑血管收缩过程。

2. 直立负荷的无效代偿。当直立时，重力所介导的血液重分布会导致内脏血管系统和下肢内储存的血量明显增加，并造成中心血容量的减少。此时，直立性脑低灌注综合征患者可能会由于静脉顺应性的不适当增加而导致在站立时其中心血容量的过度减少，回心血量和心输出量的显著降低，虽然患者可以通过交感神经的激活提高外周血管阻力而维持直立时血压的稳定，但可能并不足以维持直立位脑血流的正常，从而导致相关症状的出现。

【诊断】

由于直立性脑低灌注综合征的特殊临床特点，其诊断不仅需要依据详细的病史，更需要各项严谨的临床检查。其中，以直立倾斜试验为基础，对患者进行连续、同步的心电、全身及脑血流动力学监测尤为重要。

目前，关于直立性脑低灌注综合征的诊断缺乏国际性诊断指南或专家共识，但基于临床实践，定义为：

1. 患者在主动站立后或直立倾斜试验过程中，出现相应的直立不耐受的症状，包括：心悸、胸闷、头痛、头晕、乏力、晕厥前兆及或晕厥、恶心、焦虑、视力不清及呼吸困难等；而症状可在平卧后快速、完全缓解。

2. 无明确的心脏结构和 / 或节律异常。

3. 无显著的颅内血管 CT 或 MRA 影像学及血流动力学异常，以及任何可以引起颅内血管血流速度异常的其他原因，包括颅内大血管大的意外、血细胞计数及血容量状态异常等。

4. 无感觉系统的功能障碍，包括可导致直立性头晕的前庭、视觉或本体感觉障碍。

5. 直立倾斜试验（试验期间不应使用任何影响自主神经功能的药物，包括血管活性药物，如血管扩张剂或血管收缩剂等）。倾斜开始后的 10 分钟内，心率的增加 <30 次 /min，且动脉收缩压的下降 <20mmHg；无心动过缓；连续超声多普勒（大脑中动脉）脑血流监测 CBFv 明显降低，与静息平卧状态相比，流速下降超过 30%，同时伴搏动指数（PI）及阻力指数（RI）的明显升高，见图 3-10。

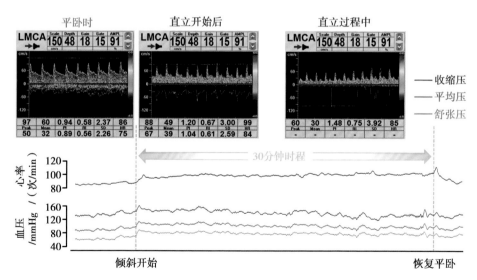

图 3-10　直立性脑低灌注综合征患者直立倾斜试验过程中血流动力学及脑血流的变化

患者直立后动脉血压未见显著变化，心率略升高，但大脑中动脉超声多普勒脑血流监测出现搏动指数（PI）及阻力指数（RI）升高，脑血流速明显降低，并随即出现头晕等症状。

【治疗】

虽然在临床表现上存在着一些差异，但直立性脑低灌注综合征与直立性低血压及体位性心动过速仍然有着较为类似的病理生理学基础：患者在由平卧位或坐位转为直立位后，脑灌注量都出现了明显降低而引起了一系列相似的症状。由此，对于直立性脑低灌注综合征患者的治疗，可以部分借鉴直立性低血压及体位性心动过速的治疗方案，并可以做进一步调整。

非药物治疗可以包括：增加患者的水、盐摄入，以增加血容量；穿着加压弹力袜及腹带，防止直立位时血液在下肢及腹部的过多积聚，提高回血量；睡眠时抬高床头也可能减少患者白天的症状。

同时，直立倾斜训练（tilt training）及家庭自主直立训练（home orthostatic self-training）可以增加患者的血管收缩储备（vasoconstrictor reserve）而改善患者症状。

对于直立位经颅多普勒脑血流监测出现十分显著 PI 及 RI 升高的患者，试用尼莫地平等脑血管平滑肌舒张药物可能会给患者带来较好的治疗效果。

（刘杰昕 杨晓萌）

推荐阅读 ● ● ●

1. FREEMAN R, ABUZINADAH A R, GIBBONS C, et al. Orthostatic hypotension: JACC state-of-the-art review[J]. J Am Coll Cardiol, 2018, 72（11）: 1294-1309.

2. FRANCO FOLINO A. Cerebral autoregulation and syncope [J]. Prog Cardiovasc Dis, 2007, 50（1）: 49-80.

3. FREEMAN R. Clinical practice. Neurogenic orthostatic hypotension [J]. N Engl J Med, 2008, 358（6）: 615-624.

4. BRIGNOLE M, MOYA A, DE LANGE F J, et al. Practical Instructions for the 2018 ESC Guidelines for the diagnosis and management of syncope[J]. Eur Heart J, 2018, 39（21）: e43-e80.

5. SHIBAO C A, BIAGGIONI I. Management of orthostatic hypotension, postprandial

hypotension, and supine hypertension［J］. Seminars in Neurology, 2020, 40（5）: 515-522.

6. THIEBEN M J, SANDRONI P, SLETTEN D M, et al. Postural orthostatic tachycardia syndrome: the Mayo clinic experience［J］. Mayo Clin Proc, 2007, 82（3）: 308-313.

7. WHELTON P K, CAREY R M, ARONOW W S, et al. 2017 ACC/AHA/AAPA/ABC/ ACPM/AGS/APhA/ASH/ASPC/NMA/PCNA Guideline for the prevention, detection, evaluation, and management of high blood pressure in adults: executive summary: a report of the American College of Cardiology/American Heart Association Task Force on Clinical Practice Guidelines［J］. J Am Coll Cardiol, 2018, 71（19）: 2199-2269.

8. WILLIAMS B, MANCIA G, SPIERING W, et al. 2018 ESC/ESH Guidelines for the management of arterial hypertension. The Task Force for the management of arterial hypertension of the European Society of Cardiology（ESC）and the European Society of Hypertension（ESH）［J］. G Ital Cardiol（Rome）, 2018, 19（11 Suppl 1）: 3S-73S.

9. VERHEYDEN B, ECTOR H, AUBERT A E, et al. Tilt training increases the vasoconstrictor reserve in patients with neurally mediated syncope evoked by head-up tilt testing ［J］. Eur Heart J, 2008, 29（12）: 1523-1530.

10. JURASCHEK S P, HU J R, CLUETT J L, et al. Orthostatic hypotension, hypertension treatment, and cardiovascular disease: an individual participant meta-analysis［J］. JAMA, 2023, 330（15）: 1459-1471.

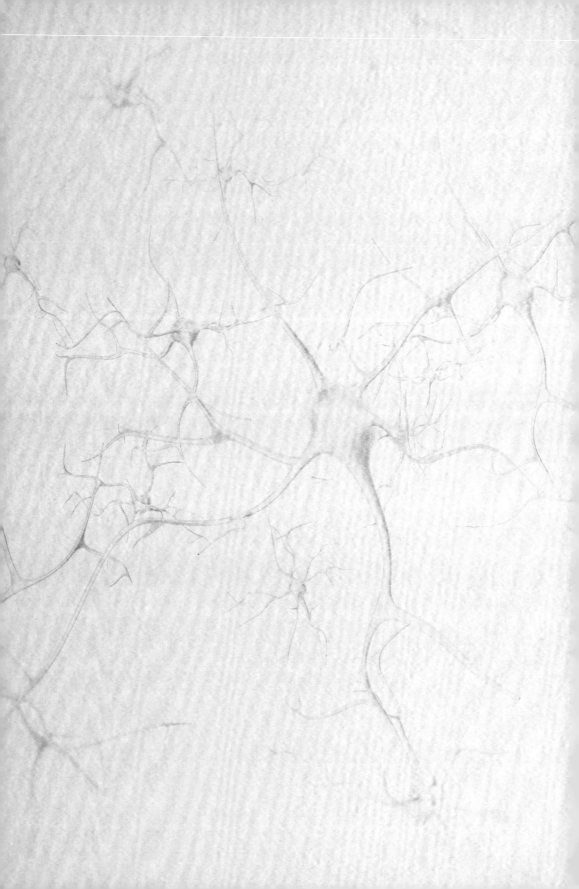

第四章

自主神经功能衰竭

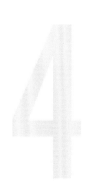

第一节　自主神经功能紊乱

【概述】

自主神经系统（autonomic nervous system，ANS）从根本上控制着人体内部脏器的功能，对心率、血压、呼吸、消化功能、瞳孔反射活动、泌汗活动、泌尿及性功能进行每时每刻的调整。自主神经系统有 3 个主要分支，即交感神经、副交感神经（迷走神经）以及胃肠神经系统。在通常状态下，交感神经系统和副交感神经系统的作用通常是相互拮抗的。

自主神经系统的功能异常一般被称为自主神经功能紊乱（autonomic disorders）。而广义的自主神经功能衰竭（autonomic failure）是指由于某些原因导致了交感神经或 / 及副交感神经系统的损害，造成相应神经活跃度的降低，以致两者在进行生理功能调整的过程中无法正确地相互拮抗，而引发出的自主神经功能障碍。这种功能障碍可以是连续的或间歇的（阵发性的）、急性的、亚急性的或慢性的，可以是节前的（影响中枢神经系统）、节后的（周围的）或是混合性的。并且，在解剖结构上，由于许多小的感觉神经纤维与自主神经纤维十分靠近，因此，在自主神经纤维受损的同时也常常受到波及，而引起相关的症状。

【临床表现】

自主神经系统在非意识状态下通过支配传出（运动）神经纤维调控着身体器官的功能。如其功能障碍，将导致相对应的器官出现功能异常，如胃轻瘫。但对患者来言，由于小的感觉神经纤维的损害更容易被察觉，因此，这些神经的功能障碍可能首先会带来患者各种各样感觉相关的临床主诉，如疼痛或烧灼感。

自主神经功能衰竭的症状可分为：直立性症状、非直立性症状和普通性症状。直立性症状通常与脑灌注不足有关，表现为头晕等。常见的非直立性症状包括便秘、膀胱功能障碍、寒冷感或热不耐受、出汗过多或出汗减少，以及勃起功能障碍。常见的普通性症状会有疲劳、头痛和失眠等。详见表 4-1。

小感觉神经纤维的损伤通常与脚或手的烧灼痛有关，而较少与闪电样或针刺样痛以及触摸痛相关。

表 4-1 自主神经功能衰竭的症状

直立性症状

头晕或头重脚轻感

心悸

乏力

颤抖

恶心

气短

面色苍白

胸痛

闷热环境、运动、饮食、月经等加重症状

出汗过多或过少

黑曚

晕厥前兆

运动不耐受

颈部疼痛

冷或热的不耐受

非直立性症状

吞咽困难、吞咽痛、胃灼热感、食管反流

恶心、呕吐

饱腹感、腹胀

腹泻、便秘

腹部疼痛

膀胱症状：膀胱排空不完全、尿失禁

瞳孔症状

口干、眼干

阳痿、勃起功能障碍

皮肤颜色及纹理改变

脱发

双脚充血、寒冷、苍白

过度出汗

出汗过少或无汗

冷或热的不耐受

普通性症状

疲惫

睡眠障碍

偏头痛

脑雾

【辅助检查】

1. 血常规、红细胞压积、甲状腺功能化验检查。

2. 常规 12 导联心电图、24 小时动态血压监测、经胸超声心动图、心电图运动负荷试验和颈动脉窦按摩检查。

3. 常规自主神经功能测试，如深呼吸试验、Valsalva 动作、直立倾斜试验。

4. 对于怀疑存在自身免疫疾病患者可进行神经元自身免疫检查。

5. 定量泌汗运动神经轴突反射试验、体温调节的泌汗试验、皮肤电化学皮肤电传导试验，以及交感皮肤反应试验等评估。

6. 皮肤活检对于感觉和泌汗运动神经纤维的检查可直接评估患者小神经纤维的损伤。

7. 胃肠动力学检查可用来评估患者的胃肠动力障碍。

8. 尿动力学检查可用于评估神经源性膀胱功能障碍。

【常见主要类型】

（一）神经介导的反射性晕厥

晕厥是由于短暂性脑灌注不足所引起的一过性意识丧失。其中，神经介导的反射性晕厥是由于某些目前尚不十分清晰的触发机制引起的、快速发生的、短暂而可恢复的心输出量减少及低血压所造成的意识丧失。通过直立倾斜试验，反射性晕厥可分为：心脏抑制型、血管减压型和最常见的混合型。单纯的反射性晕厥预后良好，详见第二章第二节。

（二）体位性心动过速综合征

体位性心动过速综合征是直立不耐受综合征最常见的临床表现形式。体位性心动过速综合征的患者不能耐受直立状态，在直立时出现过度加快的心率（在 10 分钟的被动直立倾斜试验中，患者心率持续、显著升高，一般超过 30 次 /min，或在主动站立时心率超过 120 次 /min），但不伴血压的降低。该综合征多见于 12~50 岁年龄段的人群中，而女性则更常见。引发体位性心动过速综合征的原因可多种多样，包括神经病变、低血容量、静脉池过度扩张以及肾上腺素功能亢进状态，等等。在诊室中，可简单地通过测量患者的卧位及站立位时的心率、血压进行初步的评估。其治疗相对复杂，包括：健康教育和各种非药物治疗方法，而药物治疗通常可留作最后的备选，详见第三章第三节。

（三）神经源性直立性低血压

神经源性直立性低血压一般是由于患者的交感血管收缩功能障碍所致，为自主神经功能衰竭的特征性表现，常见于帕金森病、糖尿病和非糖尿病性小纤维神经病变，以及急性自主神经紊乱。神经源性直立性低血压及与之相关的餐后低血压的非药物和药物治疗请详见第三章第二节。

（四）低碳酸性脑灌注不足

低碳酸性脑灌注不足是直立性不耐受综合征的一种表现形式。患者由于在直立状态的低碳酸血症而导致直立性脑血流速度降低，但不伴随有直立性心动过速或直立性低血压。直立性头晕和气短是患者最典型的主诉。临床表现除无体位性心动过速外，其余均与体位性心动过速综合征相似，因而，低碳酸性脑灌注不足的治疗也类似于体位性心动过速综合征。其中，吡斯的明与选择性 5- 羟色胺再摄取抑制剂可改善患者的气促症状。

（五）直立性脑低灌注综合征

直立性脑低灌注综合征是一种与直立状态下脑血流速度降低相关的直立不耐受综合征的表现形式，但患者不伴有直立性低血压、心动过缓、低碳酸血症，以及直立性心动过速。该综合征的发生可能与患者直立位时异常的脑血管收缩或过度的静脉池扩张相关。临床治疗上，对于有高血压或高血压前期患者可使用钙通道阻滞剂或血管紧张素转换酶阻滞剂；而对于低血压患者则可增加盐、液体摄入，或服用氟氢可的松、升压药物进行容量扩充治疗，详见第三章第五节。

（六）晕厥前兆

晕厥前兆是一种目前尚未对之充分了解的状态，患者诉其有一过性即将出现意识丧失的体验，如头晕、胸闷、乏力、出汗、听力降低、灰视、黑矇等，但未出现丧失意识，且多数无跌倒及跌伤。该状态可能与晕厥（未完全演变为晕厥）、低碳酸性脑灌注不足或直立性脑低灌注综合征等有关。

（七）非适当性窦性心动过速

非适当性窦性心动过速与体位性心动过速综合征类似，但为持续性的心动过速（通常心率 >100 次 /min），即便是在患者静息平卧状态也可以出现，而运动或直立状态可能会加重这种"不适当"心动过速。临床上，β 受体阻滞剂以及伊伐布雷定可用于非适当性窦性心动过速的治疗。对于药物难治性患者，也可以进行射频消融治疗。大多数患者的预后良好。

（八）阵发性窦性心动过速

阵发性窦性心动过速通常在直立倾斜试验的开始时出现，心率一过性增加（≥30 次 /min）。可能是由潜在的情绪焦虑所引起。

（九）神经退行性疾病相关的自主神经功能紊乱

常见的可引发显著自主神经功能紊乱的神经退行性疾病有：多系统萎缩、帕金森病和单纯自主神经功能衰竭。同时，自主神经功能紊乱也是多发性硬化症的一个突出的特征。除糖尿病、淀粉样病变、吉兰 - 巴雷综合征、卟啉症等外，对于大多数周围神经病变的患者，虽然大量的神经纤维损害会影响其自主神经系统，但临床上这些患者的自主神经功能障碍并不十分显著。

（十）阵发性交感神经过度兴奋

阵发性交感神经过度兴奋（paroxysmal sympathetic hyperactivity），也称为"中枢自主神经风暴（central autonomic storm）"，是交感神经过度兴奋的一种临床现象，常发生于一些严重创伤性颅脑损伤患者。患者下丘脑对交感神经系统的过度刺激可导致短暂发作的心动过速、高血压、体温过度升高、姿态异常、肌张力障碍、呼吸急促和出汗。治疗的重点是减少或去除导致肾上腺素能亢进的诱因及药物。

（十一）自主神经反射异常

自主神经反射异常（autonomic dysreflexia）是一种阵发性自主神经肾上腺素能过度活跃的表现，由于患者的脊髓反射去抑制所引发，一般出现在 T_6 水平以上的脊髓损伤的患者中。脊髓损伤水平下的疼痛或其他轻微的不适刺激，如膀胱胀满、便秘或压疮疼痛等，均可由于自主神经反射异常而导致血压急剧的过度升高。因此，对于上述患者定时规律的膀胱和肠道的护理是预防自主神经反射异常症状发生的主要方法。但如果该反射异常的发作不能被有效预防，临床上也可以应用相应的降压药物进行治疗。

（十二）小纤维神经病

小纤维神经病（small fiber neuropathy）是各种原因所造成的小神经纤维病变的总称。小纤维神经病可以与大纤维神经病变并存，也可以是特发性的，或继发于其他疾病。大多数小纤维神经病属于混合型，既影响感觉纤维，也影响自主神经纤维。因此，许多有疼痛症状的小纤维神经病患者常伴有自主神经功能紊乱的表现。

（十三）糖尿病性神经病

糖尿病性神经病（diabetic neuropathy）是与糖尿病相关的神经病变，也是糖尿病最常见的并发症，更是在发达国家中最常见的神经病变。糖尿病性神经病多是混合型的神经病变，可影响大、小神经纤维，涉及感觉和自主神经纤维。患者会出现远端感觉或感觉运动神经病变的相关临床表现，可有灼烧痛、刺痛，以及肢体麻木、乏力、感觉减退等症状。其中，约 10%~26% 的糖尿病患者会出现小纤维神经病变所引发的局部剧烈疼痛，常伴有烧灼感。糖尿病性自主神经病变可与糖尿病性其他神经病变共存，或单独发生。糖尿病性自主神经病变可影响心血管系统（直立性低血压、运动不耐受、静息性心动过速）、泌尿生殖系统（勃起功能障碍）、胃肠系统（胃轻瘫、腹泻、便秘）、瞳孔运动系统、体温调节系统和泌汗系统等。

（十四）炎性小纤维神经病

炎性小纤维神经病（inflammatory small fiber neuropathy）中最主要疾病是急性及亚急性自主神经病变和神经节病变（acute and subacute autonomic neuropathies and ganglionopathies）。其中，急性自主神经病变相对更为常见。该类患者的自主神经病变大多是神经节病变，主要累及交感神经节和感觉神经节，症状及体征程度不一，病情范围可从轻度的自主神经功能紊乱到严重的全身性自主神经衰竭。临床上，急性自主神经病变最常见的表现是患者具有轻度胆碱能神经病变的特征，出现恶心、呕吐等与胆碱能神经功能障碍相关的症状。同时，由于病变波及自主神经节，患者可出现严重的直立性低血压、出汗减少、胃肠道及泌尿生殖系统症状或明显的疼痛。急性自主神经病变患者的预后不尽相同。对于轻型患者，可采取对症治疗；而对于严重的自身免疫性神经病变患者，则可能需要免疫治疗，包括类固醇、静脉注射免疫球蛋白、血浆交换、化疗或联合治疗。

（十五）原发性多汗症

原发性多汗症（primary hyperhidrosis）是一种主要由于情绪刺激波及大脑前扣带皮质而产生的全身性、非体温调节性的过度出汗。人群发病率可高达 3%，可严重影响患者的生活质量。出汗部位通常位于腋窝、手掌和脚掌等部位。其诊断需依据患者的病史、出汗过多的症状，并排除其他继发性原因，如药物的影响。治疗包括局部注射肉毒毒素、外用氯化铝、口服抗胆碱能药物、β 受体阻滞剂、离子导入以及交感神经切除术，其中局部肉毒毒素注射可形成可逆性去神经效果，是最有效的治疗方法。

（十六）神经源性膀胱功能障碍

神经源性膀胱功能障碍（neurogenic bladder）是指由于脑、脊髓或神经的损伤所导致的膀胱控制功能异常。约90%的脊髓损伤患者、50%~80%的多发性硬化症患者，以及95%的脊柱裂患者会出现神经源性膀胱功能障碍。同时，神经源性膀胱功能障碍也多见于糖尿病和卒中后患者。

正常的排尿依赖于躯体神经系统和自主神经系统的相互作用，同时具备神经反射性和自主行为性。生理学上，膀胱功能包括膀胱的充盈和排空。从功能上来讲，膀胱功能障碍可分为存贮障碍（膀胱过度活跃）、排空障碍（膀胱无力），或两者共存。神经源性膀胱功能障碍的类型主要取决于病变部位。临床评估包括排尿异常主诉的分析（排尿困难、尿急、排尿无力、遗尿、尿失禁）和排尿情况的评估。在此基础上，神经源性膀胱功能障碍的治疗通常需由泌尿外科医生进行，包括非药物治疗、药物治疗以及外科手术治疗。

（十七）胃肠运动障碍

胃肠运动障碍（gastrointestinal motility disorder）由消化系统的功能障碍所导致。虽然胃肠的运动是由胃肠神经系统控制的，但胃肠神经系统除了具有中间神经元外，还包含着运动神经元及感觉神经元，也是自主神经系统的一部分，因此，许多由于自主神经功能异常而导致的疾病也会出现胃肠运动障碍。其中，糖尿病性自主神经损害所造成的胃肠功能障碍（胃轻瘫）十分常见，大约影响着25%的糖尿病患者。表4-2总结了常见的胃肠运动障碍的治疗方法。

表4-2　胃肠运动障碍的治疗

生活方式调整
饮食
低纤维饮食，防止胃结石的形成
低脂饮食，加快胃排空
增加流质食物的比例
餐后散步，促进胃排空

药物

止吐药：吩噻嗪类、5-HT3 受体拮抗剂、苯二氮草类等

促进胃肠运动药：甲氧氯普胺、多潘立酮等

慢性假性肠梗阻：新斯的明、胃电刺激

肠易激综合征：洛哌丁胺（用于腹泻为主患者）、替加色罗（用于便秘为主患者）、伦扎必利（加速便秘患者的结肠活动）、益生菌等

便秘：乳果糖、替加色罗、聚乙二醇、莫沙必利等

（十八）慢性特发性无汗症

慢性特发性无汗症（chronic idiopathic anhidrosis）是一种孤立的临床综合征。患者不耐热，当处于高温环境中或运动时，会出现发热、脸红、头晕、呼吸困难以及乏力等症状，一般不进展为全身自主神经功能衰竭，预后良好。

（十九）自身免疫性自主神经节病

自身免疫性自主神经节病是一种罕见的自主神经功能障碍。患者通常具有全身自主功能衰竭的症状，如直立性低血压、反复发作的晕厥、瞳孔固定且扩大、口干、眼干、无汗、胃肠和膀胱功能低下，以及勃起功能障碍。发病可呈急性、亚急性，亦可缓慢起病。病情趋于逐渐进展。经对症治疗但症状仍难以控制的患者，可采用免疫调节治疗。

【预后】

自主神经功能紊乱在临床上十分常见。在育龄期妇女中，直立不耐受综合征的发生更是十分多见。而小纤维神经病变所导致的自主神经功能紊乱及感觉异常也越来越被人们所认识。在大多数情况下，自主神经功能紊乱属良性疾病，对治疗反应良好，预后良好。

第二节　单纯自主神经功能衰竭

【概述】

单纯自主神经功能衰竭（pure autonomic failure，PAF）是一种罕见、散发的，以直立性低血压为特征性表现的自主神经系统神经变性疾病。1925 年 Bradbury 及 Eggleston 最先对其进行了详细的描述，也曾称为特发性直立性低血压或 Bradbury-Eggleston 综合征。患者多于中年后发病，临床上仅表现为自主神经功能障碍而无运动障碍。除直立性低血压外，患者同时或伴少汗、便秘、泌尿障碍、勃起异常等其他自主神经功能障碍的临床表现，生活质量差。

单纯自主神经功能衰竭的发病机制迄今尚不十分明确。在神经病理学上，由于患者的周围自主神经系统中常存在有大量的 α- 突触核蛋白，故单纯自主神经功能衰竭目前被认为是一种 α- 突触核蛋白病。在患者的神经元胞质内，大量的 α- 突触核蛋白聚集形成路易体（Lewy bodies）。但与多系统萎缩（multiple system atrophy，MSA）患者 α- 突触核蛋白只沉积于胶质细胞内有所不同，单纯自主神经功能衰竭患者的路易体广泛沉积在周围和中枢神经系统的各种结构中，这与帕金森病（Parkinson disease，PD）以及路易体痴呆（dementia with Lewy bodies，DLB）患者相类似。

【临床表现】

单纯自主神经功能衰竭患者可有多器官受累，而出现多样性的临床表现，见表 4-3。

单纯自主神经功能衰竭患者最突出的临床特征就是直立性低血压，同时伴有明显的晕厥倾向。并且，大多数患者还可能同时合并有泌尿生殖系统和 / 或胃肠道功能的障碍，故一部分缺乏特征性神经系统症状和体征的患者可首先就诊于心脏科、内分泌科、消化科或泌尿科。

因此，对于没有严重帕金森病、痴呆、神经退行性病变，或心脏瓣膜疾

表 4-3　单纯自主神经功能衰竭的多器官系统受累情况

系统或器官	受累表现
神经系统	• 神经系统可有轻微且不典型的体征，如运动不协调、轻度刻板 • 反射亢进
心血管系统	• 左心室肥厚 • 高血压性心脏病 • 直立性低血压 • 餐后低血压 • 晕厥 • 平卧位高血压
胃肠道系统	• 便秘 • 顽固性便秘
泌尿系统	• 肾功能受损 • 尿急 • 尿频 • 夜尿频或遗尿 • 尿潴留 • 尿失禁
生殖系统	• 性功能障碍 • 阳痿
血液系统	• 贫血
体温调节系统	• 无汗症 • 代偿性多汗症
睡眠功能	• 快速眼动睡眠行为障碍
肢端表现	• 下肢静脉血液淤积、下肢肿胀 • 指端颜色改变

病、充血性心力衰竭、慢性肾病等疾病的患者，如出现亚急性或慢性直立性低血压，应首先考虑单纯自主神经功能衰竭的可能。

（一）直立性低血压

典型的直立性低血压（orthostatic hypotension）可以定义为患者由平卧位主动站立后或被动头高位 60° 倾斜 3 分钟内，收缩压持续下降 >20mmHg 或舒张压下降 >10mmHg。而当患者存在卧位高血压时，即平卧位收缩压≥140mmHg 或舒张压≥90mmHg 时，当体位改变后收缩压降低一般可 >30mmHg。

（二）卧位高血压

大约 50% 的单纯自主神经功能衰竭患者存在着平卧位高血压（supine hypertension），甚至其中的一些患者可以监测到 >200mmHg 的卧位收缩压。这种卧位高血压的发生可能是由于患者压力反射功能受损，以及异常的肾上腺素能受体敏感性、盐皮质激素受体活化所造成。患者可以无自觉症状，也可能会出现头晕、头痛、迷糊的感觉。长期的不良影响是脏器损害，包括：左心室肥厚、肾功能损害、脑白质病变等。

（三）泌尿生殖系统功能障碍

泌尿生殖系统功能障碍可能是一部分单纯自主神经功能衰竭患者的首发症状或主要症状，且发生率高。单纯自主神经功能衰竭患者在发病后 5 年，约 50% 的患者会出现膀胱功能障碍，而约 65% 的男性则可以出现勃起功能障碍。

膀胱功能障碍主要表现为尿急、尿频，严重的患者可以出现尿潴留或尿失禁。但与多系统萎缩患者相比，单纯自主神经功能衰竭患者严重膀胱功能障碍出现较少且迟晚。

（四）胃肠道功能障碍

便秘是单纯自主神经功能衰竭患者出现早且十分常见的症状，其发生率可高达 50%，严重者可出现肠梗阻。

（五）体温调节异常

大约有一半的患者会出现排汗异常，可表现为排汗减少或出汗过多。

（六）嗅觉减退或丧失

虽然，大部分患者并没有主观的嗅觉丧失，但超过 80% 的单纯自主神

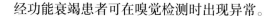

经功能衰竭患者可在嗅觉检测时出现异常。

（七）快速眼动睡眠行为障碍

约 70% 的单纯自主神经功能衰竭患者存在着快速眼动睡眠行为障碍（rapid eye movement sleep behavior disorder，RBD），其中大约 1/3 的患者有过睡眠中自我伤害或伤害同眠者的病史。而患者梦境演绎行为（dream enactment behavior）的出现可能先于自主神经衰竭症状的出现。

（八）神经系统症状

单纯自主神经功能衰竭患者的神经系统症状大多轻微，不符合临床帕金森病、多系统萎缩及路易体痴呆的诊断，但也可能会有轻微且不典型的行动迟缓、表情缺乏及瞬目率下降等。步态可能出现轻微异常、缓慢，并伴有手臂摆动幅度降低。认知功能可轻度降低。但在有平卧位高血压的单纯自主神经功能衰竭患者中，认知功能的降低似乎与影像学的白质病变程度并不相关。

（九）其他

约一半的单纯自主神经功能衰竭患者可以出现轻度贫血（中位数血红蛋白水平为 13.1g/dl）。由于卧位高血压以及反复、剧烈的血压波动，较多患者还可能出现肾功能损害。大约 1/4 患者出现轻度蛋白尿。一些患者还可出现超声心动图证实的左心室肥厚。

【辅助检查】

1. 床旁的卧立位血压测量，可能最先发现患者直立性低血压的存在。

2. 中枢自主神经功能检测，包括在血流动力学监测下的深呼吸试验（deep breathing）、瓦氏动作（Valsalva maneuver），可以清晰地发现患者特征性的自主神经功能障碍表现。而常规的 24 小时动态血压监测也可以通过血压昼夜的节律变化反映出患者自主神经的功能状态。

3. 直立倾斜试验（head-up tilt test），通过详尽的血流动力学评估可精准分析患者由平卧位至直立位后，即在被动体位改变后的自主神经功能反应能力。典型自主神经功能衰竭患者直立性低血压在倾斜试验中的血流动力学表现见图 4-1：倾斜开始后，①每搏输出量急剧降低；②周围血管阻力及心

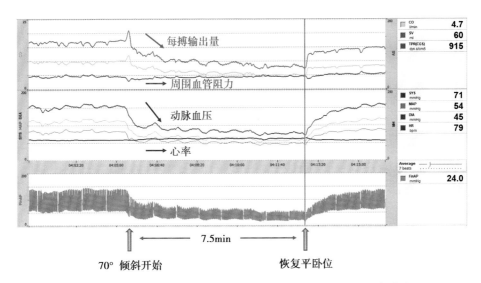率未见显著反应性改变；③心输出量显著降低，并随即引发动脉血压的骤然降低。

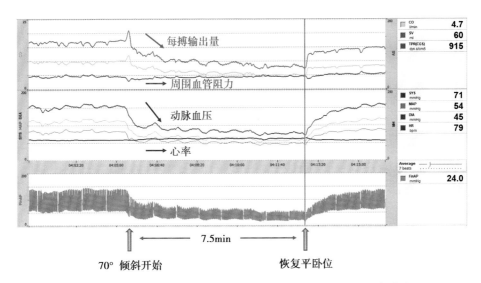

图 4-1　直立性低血压患者在直立倾斜试验过程中的血流动力学表现

患者直立后，每搏输出量快速下降，引起动脉血压的急剧降低，7.5 分钟后血压降低至 71/45mmHg，而在此过程中周围血管阻力和心率却没有出现反应性升高。

　　4. 定量泌汗运动神经轴突反射试验（quantitative sudomotor axon reflex test，QSART），可评估泌汗运动神经的缺失情况，反映心脏迷走功能状态。

　　5. 交感皮肤反应（sympathetic skin response，SSR）及肛门括约肌肌电图（anal sphincter electromyography，ASEMG），可评估周围自主神经的功能状态。

　　6. 综合自主神经功能障碍严重度评分（composite autonomic severity score），通过自主神经反射评估（autonomic reflex screen）：①定量泌汗运动神经轴突反射试验；②直立倾斜试验中血压和心率的反应；③深呼吸试验的心率反应；④瓦氏心率比值（Valsalva ratio）；⑤Valsalva 动作、深呼吸试验及直立倾斜试验中每搏血压的监测，进行综合的自主神经衰竭的实验室分级评分，其中包括：泌汗运动神经指标（sudomotor index）、肾上腺素能指标（adrenergic index）以及心血管心率指标（cardiovascular heart rate index）。总积分越高则自主神经功能障碍程度越重。

7. 影像学检查中，单纯自主神经功能衰竭患者的头颅磁共振成像大多正常。即便在存在明显平卧位高血压的患者中也仅可发现一些白质病变的影像学证据。

8. 实验室检查中，单纯自主神经功能衰竭患者仰卧位去甲肾上腺素水平显著降低，且站立位时更低或不升高。

【诊断与鉴别诊断】

（一）诊断

对于单纯自主神经功能衰竭的诊断，详细的病史询问及体格检查至关重要。在病史询问中，发病环境、诱发条件、发作时间、胃肠功能、大小便规律等尤为重要，不仅可发现疾病的一些特征性表现，如：体位性头晕、黑朦，且能发现心血管系统外其他系统、器官的自主神经受累表现。而认真的体格检查，包括：皮肤循环状态、出汗区域的对称性、眼睑和瞳孔的大小及对称性、黏膜干燥、末梢感觉等的检查，对诊断也有着十分重要的意义。

由于单纯自主神经功能衰竭是一种以直立性低血压为特征的散发性疾病，因此直立性低血压是确定诊断的必要条件。

常规的床旁卧立位血压测量，可发现患者直立后的血压降低；血流动力学监测下的深呼吸试验、瓦氏动作，以及 24 小时血压监测则可以对中枢自主神经功能进行初步的评估。而直立倾斜试验过程中的连续血流动力学监测，可以准确评估患者体位改变后的血压变化情况，清晰地观察出中枢自主神经对心血管的控制能力。

除此之外，血浆去甲肾上腺素水平降低是该疾病的特征之一。清晨类固醇激素水平、甲状腺功能、免疫学及肿瘤标志物检测，以及胃肠、尿流动力学检查和肛门括约肌肌电图等也可为诊断提供更多的证据。

（二）鉴别诊断

单纯自主神经功能衰竭需与其他可以出现直立位低血压的疾病相鉴别，详见表4-4。

表 4-4　需要与单纯自主神经功能衰竭相鉴别的疾病

非神经源性直立性低血压

　药物诱发

　血容量减少

　静脉池扩大

　心脏疾病

　内分泌疾病

晕厥

α- 突触核蛋白病

　多系统萎缩

　帕金森病

　路易体痴呆

自主神经病变

　糖尿病

　淀粉样变病

　自身免疫介导性疾病（自身免疫性自主神经节病、干燥综合征、红斑狼疮、
　类风湿关节炎、副肿瘤综合征）

　遗传性感觉及自主神经病变

　毒素（化疗药物、胺碘酮、重金属、酒精）

　传染性疾病（人类免疫缺陷病毒、南美锥虫病疾病、麻风病、白喉）

遗传性疾病

　多巴胺 β- 羟化酶缺乏症

【治疗】

（一）治疗策略

目前为止，单纯自主神经功能衰竭尚无法治愈，也就是说，无法通过各种措施使患者直立时的血压正常化，但通过非药物及药物治疗措施可以控制日常中血压的大幅度波动，使患者的症状得到改善。因此，该疾病的治疗策略就是改善症状，并减少晕厥的发作。治疗的第一步即是停用或更改可导致直立性低血压的药物。

（二）治疗

患者的健康教育在治疗中至关重要。需对患者强调避免可能导致直立性低血压的诱发因素，如减缓体位改变时的身体运动速度、避免处于过热环境中。同时，需指导患者进行生活方式的调整，如适当增加水、盐的摄入量等。

非药物治疗的目的是通过增加水和盐的摄入来增加血容量。抬高患者的床头可以降低平卧位血压，减少夜间的多尿和清晨直立性低血压的发作。

药物治疗措施涉及多种机制，应与非药物方法结合使用。米多君（midodrine）是一种肾上腺素受体激动剂，可导致外周血管收缩，用于治疗直立性低血压；屈昔多巴（droxidopa）是一种前体药物，可在中央和外周组织转化为去甲肾上腺素，可用于治疗神经源性直立性低血压。单纯自主神经功能衰竭的患者在服用米多君或屈昔多巴后应至少保持直立 4~5 小时，以降低平仰卧位高血压可能产生的不良事件风险。

氟氢可的松（fludrocortisone）可通过增加肾脏的水、钠重吸收，增加血容量，在充血性心力衰竭患者中应谨慎使用。

平卧位高血压可使用硝酸甘油（nitroglycerin）或可乐定（clonidine）皮肤贴剂治疗，或使用作用时间短的口服药物治疗，如可乐定、硝苯地平（nifedipine）、氯沙坦（losartan）等。奥曲肽（octreotide）和阿卡波糖（acarbose）可用于治疗餐后低血压的治疗。

除了血压的监测和管理外，对于贫血的患者可使用促红细胞生成素进行治疗。血色素的上升也可能减轻患者站立时血压降低的不适症状。膀胱症状可使用抗胆碱能药物或 α 受体阻滞剂改善，但必须注意避免促进直立性低血压的恶化，而严重的尿潴留或尿失禁患者可能需要导尿。便秘可通过调整膳食措施，如增加纤维素补充、增加水摄入量等进行治疗，也可以通过胃肠道兴奋剂、渗透性泻药物、大便软化剂及灌肠等治疗。

为了减少及避免患者在夜梦中的自我及对他人的伤害，有快速眼动睡眠行为障碍的患者可以使用褪黑素或氯硝西泮等治疗。

【预后】

单纯自主神经功能衰竭患者病情进展过程缓慢，中位生存期为 12.5 年（范围 5.1~15.9 年）。但是，有一部分患者可发展为中枢神经系统严重受累的 α- 突触核蛋白病。

单纯自主神经功能衰竭患者如转化为多系统萎缩则会出现更明显的中枢神经系统功能障碍的表现，因此，单纯自主神经功能衰竭患者应密切监测与多系统萎缩诊断相符合的运动障碍体征的发展。

（刘杰昕）

推荐阅读 ● ● ●

1. CHESHIRE W P, GOLDSTEIN D S. The physical examination as a window into autonomic disorders［J］. Clinical Autonomic Research，2018，28（1）：23-33.

2. NOVAK P. Orthostatic Cerebral Hypoperfusion syndrome［J］. Front Aging Neurosci，2016，8：22.

3. NOVAK P. Cerebral blood flow，heart rate，and blood pressure patterns during the tilt test in common orthostatic syndromes［J］. Neurosci J，2016，2016：6127340.

4. BRADBURY S，EGGLESTON C. Postural hypotension：a report of three cases［J］. Am Heart J，1925，1：73-86.

5. FREEMAN R，WIELING W，AXELROD F B，et al. Consensus statement on the definition of orthostatic hypotension，neurally mediated syncope and the postural tachycardia syndrome［J］. Clin Auton Res，2011，21（2）：69-72.

6. FANCIULLI A，JORDAN J，BIAGGIONI I，et al. Consensus statement on the definition of neurogenic supine hypertension in cardiovascular autonomic failure by the American Autonomic Society（AAS）and the European Federation of Autonomic Societies（EFAS）：Endorsed by the European Academy of Neurology（EAN）and the European Society of Hypertension（ESH）［J］. Clin Auton Res，2018，28（4）：355-362.

7. STRUHAL W，LAHRMANN H，MATHIAS C J. Incidence of cerebrovascular lesions in pure autonomic failure［J］. Auton Neurosci，2013，179（1-2）：159-162.

8. KAUFMANN H, NORCLIFFE-KAUFMANN L, PALMA J A, et al. Natural history of pure autonomic failure: A United States prospective cohort [J] . Ann Neurol, 2017, 81（2）: 287-297.

9. GIBBONS C H, SCHMIDT P, BIAGGIONI I, et al. The recommendations of a consensus panel for the screening, diagnosis, and treatment of neurogenic orthostatic hypotension and associated supine hypertension [J] . J Neurol, 2017, 264（8）: 1567-1582.

10. WIELING W, VAN LIESHOUT J J, VAN LEEUWEN A M. Physical manoeuvres that reduce postural hypotension in autonomic failure [J] . Clin Auton Res, 1993, 3（1）: 57-65.

11. PARK J W, OKAMOTO L E, SHIBAO C A, et al. Pharmacologic treatment of orthostatic hypotension [J] . Auton Neurosci, 2020, 229: 102721.

12. PELTIER A C. Autonomic dysfunction from diagnosis to treatment [J] . Prim Care, 2024, 51（2）: 359-373.

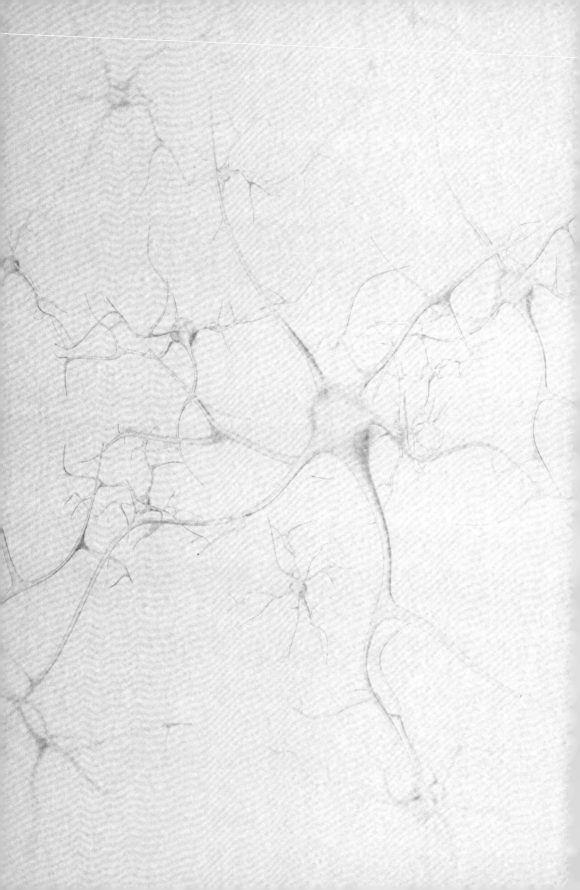

第五章

神经源性心脏猝死及心律失常

猝死（sudden death）是影响人类健康的一个严重问题。在世界范围内，猝死约占据总体死亡量的20%。心脏疾病是引发猝死最常见的原因，而神经系统疾病，如卒中、癫痫发作和脑外伤等，也是引发猝死的重要原因，其背后的根源就是自主神经系统对于心血管系统控制的失衡。

如图5-1所示，位于脑干的延髓包含着交感神经和副交感（迷走）神经中枢，是循环系统控制最重要的部位。其中，副交感神经张力的增加可以减慢心率、降低心脏收缩力，从而减少心输出量；而交感神经兴奋会增加心率及心输出量，同时增加血管舒缩张力。通过调节心输出量和系统血管阻力，交感神经和副交感神经时时刻刻控制着人体血压的稳定。然而，血压的高低变化，也通过全身的压力感受器反馈至大脑，从而影响着自主神经的控制功能。

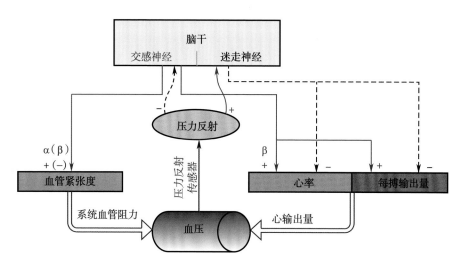

图5-1　自主神经系统与循环系统相互作用的模式图

虽然，交感神经及迷走神经中枢是自主神经系统控制心血管功能的两个决定性部分，但大脑还通过处理来自外周的压力传感器、化学传感器和高级大脑结构（皮质、边缘系统、下丘脑等）的传入信号，调节着这两者之间的平衡。

节后交感神经在到达心脏后，通过释放去甲肾上腺素激活β肾上腺素能受体（$\beta_1<\beta_2<\beta_3$），促进腺苷酸环化酶的合成，以形成环磷酸腺苷并活化蛋白激酶 A。而激活的蛋白激酶 A 可对（Na^+、L 型 Ca^{2+}，以及超速延迟整流性 K^+ 通道）离子通道的结构蛋白以及参与处理细胞内钙的关键蛋白进行磷酸化，在特定的病理条件下诱发心律失常。相反，密布于心房的心脏迷走神经通过释放乙酰胆碱，与毒蕈碱 M-2 受体结合，抑制 G 蛋白结合，激活 K^+ 通道、抑制对于 3', 5'- 环腺苷单磷酸依赖的 L 型 Ca^{2+} 通道的活化。同时，心脏神经释放的一氧化氮也可提高胆碱能的传递，防止致命性心律失常的发生。

现实中，神经系统疾病不仅可以改变心脏的结构，也可以改变心脏对于神经内分泌控制功能的反应。严重的病理性自主神经功能控制可以导致严重的心律失常，造成不良的心血管重塑，进而导致致命性的危害。

第一节　神经源性心脏猝死

【概述】

早在 1942 年，美国哈佛大学医学院的著名生理学家沃尔特·坎农（Walter B.Cannon）就发表了一篇题为 "*Voodoo Death*《巫毒死亡》" 的文章，提出了由于极度精神恐惧导致死亡的原因假设。坎农教授认为在强烈的社会压力以及某些特殊心理状况下，即便是原本健康的人也可能会因恐惧引发交感肾上腺系统的强烈激活而导致死亡。研究证据表明，在被剪掉胡须的啮齿动物中，增加迷走神经张力，即便在没有交感肾上腺素激活的条件下也会引发群体大量的猝死。从目前的观点来看，组成自主神经系统的两部分，即交感神经和迷走神经对心血管系统的调节作用是相辅相成的，致命性应激所造成的猝死应该归根于这种交感 / 迷走平衡（sympathovagal balance）的失衡。

时至 20 世纪 70 年代，明确的实验室证据表明，神经系统疾病可引起心脏病变。1970 年 Hans Selye 通过给予大鼠强烈应激并增加其体内激素浓度制作出了大鼠心脏损伤的动物模型。在这些动物中，虽然未发现血栓性冠状动脉闭塞，但出现了心肌因过度收缩而造成的凝固性肌细胞溶解，且病变呈多灶性，以心内膜下为主，恰恰与心脏交感神经末梢的分布相对应。这种应激性心肌病的大鼠模型证实了肾上腺素能的过度激活对心脏有着极大的危害。同时，另外的相关研究也证明：大剂量注射异丙肾上腺素（β肾上腺素能受体激动剂）可诱发大鼠的心脏损伤，说明β肾上腺素能受体在儿茶酚胺心脏毒性中起着十分重要的作用。

之后，人们还发现了更多类型的神经源性的心脏损害。20世纪末，日本心脏病学家首次报道了由于情感剧烈波动而引起的急性心肌病，并称之为应激性心肌病，即通常所说的心碎综合征（Takotsubo cardiomyopathy）。该病患者多为老年妇女，在经历了巨大悲痛后出现临床上典型的急性冠状动脉综合征的表现，超声心动图检查可以发现左心室尖部呈现球囊状改变［形状类似于在日本用来捕捉章鱼的Takotsubo（陶瓷罐）］，而其冠状动脉并未出现严重阻塞性病变。此外，嗜铬细胞瘤患者由于长期的血浆儿茶酚胺浓度显著增加，也会出现明显的神经源性的心脏损害。

从形态学上来看，中枢神经系统功能异常所引发的心脏损伤与应激性以及儿茶酚胺诱导的心脏损伤并没有任何本质性区别。早在1963年，Melville等人就通过反复刺激猫的下丘脑前部成功地制作出了神经源性心动过缓和心肌坏死的动物模型。1989年Kannan等人通过对大鼠下丘脑室旁核（paraventricular nucleus，PVN）的电刺激或通过使用兴奋性氨基酸神经递质L-谷氨酸的微量注射，均诱导出了清醒大鼠的高血压和肾交感神经的兴奋。更有证据表明，在卒中时，脑的缺血性坏死可刺激下丘脑室旁核的N-甲基-D-天冬氨酸受体，增加心脏交感神经活性而引发猝死。

临床上，在无原发性心脏病的急性卒中患者中，常常会出现明显的心律失常，而这些心律失常的发生已证实与中枢交感神经活性的明显增加密切相关。不仅如此，人们还发现急性卒中会导致自主神经功能异常而引发相关的猝死。而一些研究还证实，癫痫发作可能引发循环系统的过度反应，造成心肌损伤、肌钙蛋白增加；而创伤性神经系统损伤，即便是轻型的脑损伤，也会增加患者发生猝死的风险。

我们知道，大脑是通过自主神经系统控制着循环系统对于各种生理及心理应激的反应，产生心率、血压和心脏收缩力的逐搏调节（beat to beat adjustment）。在这个调节过程中，动脉压力反射（arterial baroreflex）起着至关重要的作用。而这种心血管系统对于生理及心理压力所产生的应激反应，其本质皆源于交感神经活性与迷走神经张力之间平衡的改变。这种调节不仅可以改变人体心率和血压，同时还可以改变心肌的电生理特性。

交感神经系统的刺激，特别是在急性心肌缺血的情况下，可以导致心律失常的发生，而对迷走神经的刺激可以部分拮抗交感神经活性，从而降低致命性心律失常的发生。当交感神经活动增强时，心脏交感神经的局部性分布造成了明显的心脏复极不均衡，也就促发了心室纤颤的发生。此外，心室心肌和双侧大脑半球内自主神经的不对称性分布在情绪调节中也发挥了重要的作用，不同的情感可以对心脏的节律、收缩力等产生不同的影响，如图 5-2。

然而，脑 - 心的相互作用并不局限于大脑对心脏的影响，心脏本身也会影响大脑。Gray 及 Baranauskas 等通过从正常受试者皮质信号中检测到心脏搏动所产生的诱发电位证明了这个假说。而临床实践中也发现，心脏疾病可以影响中枢及外周自主神经对循环系统的控制机制，导致人体不良的反应，这也与心脏疾病的进展或心律失常的严重程度有着密切的关系。在这一框架下，一旦急性应激发作叠加在有慢性应激背景或潜在心血管疾病所介导的自主神经系统失调上，就可能会进一步诱发出严重的急性临床事件，包括心源性猝死（sudden cardiac death，SCD）。

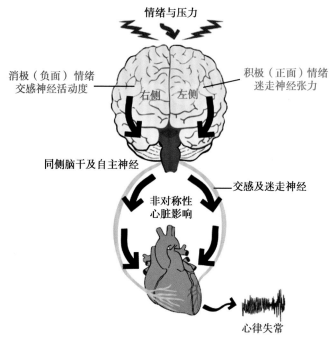

图 5-2 双侧大脑半球内自主神经分布的不对称性

自主神经系统的两个组成部分，即交感神经和迷走神经通常以一种相互作用的方式工作：如，交感神经活动的增加总会伴随着迷走神经张力的降低或略微增加。一般情况下，右侧大脑半球主要与消极情绪和交感神经活动相关，而左侧大脑半球主要与积极情绪及迷走神经活动相关。从大脑经过脑干分布到心脏的自主神经，也有一定程度的偏侧性，会非对称性影响心脏，从而产生心脏的复极不均。

【临床诊断】

猝死是一种自然、迅速、意外的死亡，即平素身体健康或貌似健康的个体，在短时间内（有目击者时：症状出现后 1 小时内；无目击者时：24 小时内）出乎意料的、因自然疾病的突然死亡。

神经源性心脏猝死（sudden neurologic death）是指无循环系统疾病的个体，在突遇剧烈情感、精神创伤，或脑部受到内在和 / 或外在的刺激、损伤后，短时间内出现的快速死亡。其诊断必备的要素包括：

1. 典型的猝死特征。

2. 经历过极度恐惧、巨大的情感波动、强烈的情绪变化、急性脑卒中或脑外伤事件、癫痫，以及急剧且较长时间的脑缺氧或灌注不足等诱因。

3. 尸检未发现有临床意义的冠状动脉血管的严重狭窄或阻塞。

【常见诱因】

（一）剧烈体育活动及生物钟节律的改变

虽然，规律的体育活动可降低运动期间及休息时出现猝死的整体风险，但剧烈的体育活动或在异常寒冷气温下进行的体育活动却会增加猝死的风险。尤其，那些通常久坐不动的人群，以及患有隐性心脏病的年轻竞技运动员，在剧烈体育活动时发生猝死的风险会更大。

猝死与体内生物钟节律及外部气候条件之间也有着较大的关联性。在冬季，由于寒冷会增加人体的交感神经活动度，因此猝死也发生较多。统计学研究还发现，猝死较多发生在星期一；而在一天中，猝死在上午 6 点到中午之间的发生则更为频繁。

（二）极度的情感应激

巨大的情感和情绪应激可对心脏造成病理性的，甚至致命性的后果。这些应激状态主要包括：突发的公共灾难性事件、强烈的情绪变化（大喜大悲）、某些特殊的心理状态（焦虑、抑郁）。

1. 突发的公共灾难性事件　在突发的公共灾难性事件中，如遭受自然灾害或军事袭击时，这些事件会引起与负面情绪相关的、急骤出现的精神应激，如恐惧和绝望，时常会导致猝死的发生。

例如在 1981 年的雅典大地震，以及之后的 1994 年洛杉矶大地震中，猝死的发生率显著上升。洛杉矶大地震时，在灾难发生的最初几个小时内，所记录到的猝死数量是地震发生前 1 周以及 3 年前相应时期的 5 倍。而 1991 年海湾战争最初开始的 10 天内，由于遭受导弹袭击的心理压力骤然应激，导致伊拉克平民的猝死发生率也急剧上升。

2. 非灾难性公共事件及日常环境　在非灾难性公共事件，如在抢劫、袭击、争吵、考试、工作压力加大时，以及在无受伤的交通事故时，猝死也常常出现。在这些情况下，猝死通常在事件发生后的几分钟内发生，且一般没有先兆症状。猝死的发生以男性居多（81%），而其中 57% 的猝死者年龄小于 35 岁，大多数（60%）并无结构性心脏病。不良的情绪压力，如涉及家人或朋友的负面消息等，同样也会增加猝死的风险。

3. 非紧急精神状态　焦虑与猝死之间也有着强烈的联系。严重的焦虑可造成自主神经功能调控的病理性变化，从而导致心血管自主神经功能的调节异常，以致引发猝死。研究表明，严重的抑郁状态与患者心脏骤停的风险高度相关。

【风险相关的生物学指标】

（一）心率

自主神经系统中交感神经与迷走神经的相互作用控制着窦房结的内在电活动，调节着心率的变化。在静息状态下的心动过速就是由于交感神经活动的增强并未被迷走神经充分抑制所引发的。由此，对于心率的分析是目前为止对于窦房结水平自主神经活动最容易进行的评价方法。研究证明，在一般人群或者心脏病患者中，无论是在静息状态，还是处于运动状态，过快的心率与全因死亡率和心源性猝死都密切相关。同时，运动时心率增加的速度、程度，以及运动后恢复时心率降低的程度也均与猝死风险的增加显著相关，即在运动过程中，心率不能适时提高到适当水平；而在运动后的恢复过程中，心率不能适度降低到正常水平就提示着自主神经系统的适应性不良。

通常，在运动过程中出现的心率大幅度增加主要依赖于血液中儿茶酚胺浓度的增加；而在轻度精神压力作用下，心率的进一步增加则是依赖于神经末梢迷走神经张力的降低和去甲肾上腺素的释放，这些因素均可导致心脏电活动的不稳定性、折返性心律失常（如心室颤动）的发生。

（二）压力反射敏感度及心率变异性

压力反射敏感度（baroreflex sensitivity）及心率变异性（heart rate variability）都可以深入反映交感神经与迷走感神经活动之间的相互作用。

1. 压力反射敏感度　压力反射敏感度可通过评估心率对血压升高的反应程度进行自主神经功能的分析。在很大程度上，压力反射敏感度是反映迷走神经张力的标志，其降低意味着交感神经活性的相对过剩及心血管调节功能的降低。在心肌梗死后，压力反射敏感度的降低与致命性心律失常的发生和猝死风险的增加密切相关。

2. 心率变异性 心率变异性是一种通过计算窦性心脏节律随时间的变化量，用以评价人体自主神经功能的方法。由于心率变异性可随情感、精神压力的变化而改变，因此还可以作为评估个体对于压力应激反应的指标。而且，心率变异性还与不同个体的心理特征、人格特征有关，可用于预测个体对压力应激的生理适应性。

目前普遍认为，心率变异性功率谱的低频部分（low frequency component）是交感神经系统作用于心脏而产生的，而高频部分（high frequency component）则可以反映迷走神经的张力水平。在老年人群中，功率谱中的低频部分随着年龄的增长而逐渐降低。而在心血管疾病患者人群中，异常降低的心率变异水平与猝死的发生密切相关。

【预防】

目前，对于心源性猝死的控制管理主要是通过使用药物和心脏植入性设备来纠正心律失常。在缺血性心脏病和充血性心力衰竭患者中，β受体阻滞剂已被证实最为有效，可以降低患者的总死亡率。而对于超声心电图检查中发现左室射血分数（left ventricular ejection fraction，LVEF）极低（<30%）、无症状的严重室性心律失常（特别是阵发性室性心动过速/颤动）患者，植入式心律转复除颤器（implantable cardioverter defibrillator，ICD）是防止猝死发生的最优化选择。

然而，在未来通过使用自主神经功能调节装置恢复心脏交感/迷走神经之间的平衡，也许会减少神经心脏源性猝死的发生。现有的动物模型研究发现，使用压力反射激活疗法（baroreflex activation therapy，BAT）可以降低交感神经兴奋度，增强迷走神经张力，减少危及生命的心律失常的发生，从而降低猝死的发生。而通过直接刺激迷走神经，以恢复心脏交感/迷走神经平衡的方法显示，迷走神经刺激具有抗肾上腺素能药物的作用、抗凋亡的作用，同时也具有增加一氧化氮合成及抗炎作用，并具有良好的安全性、耐受性。

第二节 儿茶酚胺敏感性多形性室性心动过速

【概述】

儿茶酚胺敏感性多形性室性心动过速（catecholaminergic polymorphic ventricular tachycardia，CPVT）是一种罕见的、可危及生命的遗传性心律失常，其特征是患者在剧烈运动或情绪激动等高肾上腺素能水平的状态下，出现双向性或多形性室性心动过速，进而引发晕厥、猝死。

虽然，儿茶酚胺敏感性多形性室性心动过速的患病率极低，约为1/10 000，但却在年轻人的心源性猝死（sudden cardiac death，SCD）中占据了重要的位置。对于心源性猝死的研究显示，40 岁以下的猝死病例中，多达 15% 左右的致病原因可能是由于 RYR2 基因突变所造成的。大多数的儿茶酚胺敏感性多形性室性心动过速患者可在 10 岁左右出现运动诱发的晕厥现象，也有一些非典型病例的运动性晕厥出现在 30~40 岁时，但以女性及基因突变检测阴性个体居多。心脏骤停通常是这种疾病的初发症状，如不及时治疗，约 30% 的患者可能会在 40 岁前死亡。

病理机制相关研究显示，在疾病相关的小鼠模型中，人们发现心脏窦房结细胞出现了持续的钙外流，阻碍了动作电位的触发并降低了固有心脏节律。在人体研究中，一些儿茶酚胺敏感性多形性室性心动过速患者的心电图上观察到了明显的 U 波，也可能与细胞内钙处理过程的异常改变有关，但是显著的 U 波改变是否存在重要的临床意义目前尚不知晓。约 16%~26% 的该病患者存在着房颤、病态窦房综合征等室上性心律失常，而其中部分患者可由此引发严重的室性心律失常。

【临床表现】

儿茶酚胺敏感性多形性室性心动过速患者的心脏结构正常，并且静息状态下 12 导联心电图正常，但约 20% 的患者存在窦性心动过缓，见图 5-3。

运动试验中，患者通常首先出现孤立的单形性室性早搏。随着运动时间的延长，孤立的室性早搏可能转变为成对的早搏，并随后出现多形性室性早搏或其他复杂的室性心律失常。当运动停止时，室性心律失常减少并消失。在一部分患者中，室性心律失常也可能随运动的持续而消失。而在一些轻型患者中，运动时可能只出现单形性室性异位搏动或间断出现成对的室性早搏。对于大多数患者来说，开始出现室性心律失常的心率一般是固定的，大约为 110~130 次 /min。

运动时，患者出现双向性室性心动过速（bidirectional ventricular tachycardia，BVT）是儿茶酚胺敏感性多形性室性心动过速的一大特征。心电图上可以观察到 QRS 波群的方向出现逐搏 180° 的反转变化（图 5-3）。

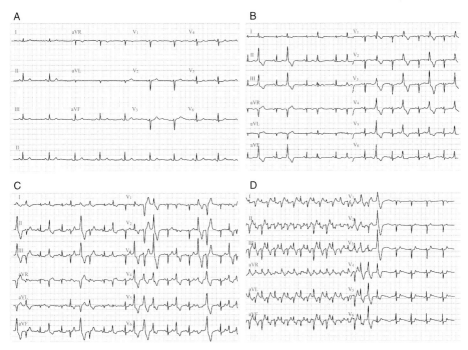

图 5-3　一名 *RYR2* 基因突变的女性运动诱发儿茶酚胺敏感性多形性
室性心动过速患者，在运动负荷试验过程中 12 导联心电图的变化

A. 静息心电图；B. 轻微运动时出现的单形性室性早搏；C. 中等运动强度时出现的多形性、成对室性早搏以及非持续性室速；D. 最大运动负荷时出现的双向性室性心动过速（前半段）和运动终止后室速的消失（后半段）。

【辅助检查】

（一）运动负荷试验

运动负荷试验是诊断儿茶酚胺敏感性多形性室性心动过速的最简单、有效临床工具。在无症状的患者亲属中，运动负荷试验对于家族性儿茶酚胺敏感性多形性室性心动过速相关基因突变发生预测特异度可达到97%，灵敏度约50%。

（二）动态心电图（holter）

对于无法进行运动负荷试验的个体，也可以进行 Holter 监测，但诊断的灵敏度较差。

（三）肾上腺素负荷试验

对于不能进行运动负荷试验的患者，静脉输注肾上腺素也可用于儿茶酚胺敏感性多形性室性心动过速的诊断。肾上腺素的输注方法一般为：在监测12 导联心电图及血压的情况下，首先，给予肾上腺素 $0.05\mu g/$（$kg \cdot min$）静脉输入 4 分钟，而后，依据血压及心率情况，每 4 分钟增加剂量 1 次，至 $0.1\mu g/(kg \cdot min)$、$0.2\mu g/(kg \cdot min)$、$0.3\mu g/(kg \cdot min)$、$0.4\mu g/(kg \cdot min)$，维持动脉收缩压高于 90mmHg，但低于 190mmHg。试验的阳性指标：出现多于 3 次的连续室性早搏；反复的成对或持续的双向性室性心律；或每分钟超过 10 次的单发室性早搏。

与运动负荷试验相比，肾上腺素负荷试验的总体灵敏度较低（约28%），但特异度高（约98%）。

（四）基因检测

基因检测可以对儿茶酚胺敏感性多形性室性心动过速患者的进行确定诊断，用来筛查携带突变基因的患者亲属。但对于患者的一级亲属，即便疾病相关突变基因检测阴性，亦应进行必要的运动负荷试验检查。

RYR2 基因突变约占儿茶酚胺敏感性多形性室性心动过速患者的 65%。该基因参与细胞内钙稳态的形成，并在心脏兴奋 - 收缩耦合中发挥重要作用。而常染色体隐性遗传的 *CASQ2* 基因突变约占儿茶酚胺敏感性多形性室

性心动过速患者的 2%~5%。目前，通常建议对所有临床上怀疑（临床病史、家族史、运动或肾上腺素负荷试验阳性）儿茶酚胺敏感性多形性室性心动过速的患者进行 *RYR2* 和 *CASQ2* 的综合基因检测。

【诊断】

心脏结构和心电图正常、年龄 40 岁以下，和 / 或携带儿茶酚胺敏感性多形性室性心动过速相关致病性突变基因（如 *RYR2*）的个体，如出现原因不明的由运动或儿茶酚胺诱发的双向性室性心动过速，或多形性室性早搏，或室速，则可明确诊断为儿茶酚胺敏感性多形性室性心动过速。除此之外，儿茶酚胺敏感性多形性室性心动过速先证者的家庭成员，如果在没有结构性心脏病的情况下，表现出运动诱发的室性早搏或室速，也可诊断为儿茶酚胺敏感性多形性室性心动过速。而心脏结构正常、心电图正常，并且冠状动脉检查正常的 40 岁以下发生过不明原因的运动或儿茶酚胺诱发的室速患者，也可以诊断为儿茶酚胺敏感性多形性室性心动过速。

【治疗】

虽然，儿茶酚胺敏感性多形性室性心动过速可能造成致命性后果，但是如果能早期发现、准确诊断，其预后仍可以良好控制。

（一）改变生活习惯

患者需要避免剧烈运动，以及竞技性体育运动，以降低心律失常的发生风险。但可嘱患者进行适度的运动，以改善心脏功能，最大限度地减少、减轻运动所诱发的心律失常，同时也能降低该类患者对肥胖、糖尿病甚至抑郁症的易感性。

同时，应嘱患者坚持药物治疗，以最大限度地避免不良心脏事件的发生。

（二）β 受体阻滞剂

终生使用最高可耐受剂量的 β 受体阻滞剂，是目前国际上遗传性原发性心律失常治疗指南中建议对于儿茶酚胺敏感性多形性室性心动过速患者的一线治疗策略，包括：有症状的患者（Ⅰ类推荐）和阳性突变表型无症状患者

（Ⅱa 类推荐）。而非选择性 β 受体阻滞剂（如普萘洛尔、纳多洛尔）的疗效优于其他类型的 β 受体阻滞剂。

β 受体阻滞剂治疗失败的主要原因是药物依从性差及用药剂量不充分。因此，对于患者应进行详尽的药物治疗相关的健康教育，同时，应对患者定期进行运动负荷试验检查以评估疗效。

（三）植入式心律转复除颤器治疗

植入式心律转复除颤器（implantable cardioverter defibrillator，ICD）推荐用于诊断明确的，并且经过最佳药物治疗后仍然发生心脏骤停、反复晕厥或室性心动过速的儿茶酚胺敏感性多形性室性心动过速患者（Ⅰ类推荐）。然而，ICD 治疗潜在的致心律失常作用，即 ICD 的放电所导致的疼痛、恐惧，促使患者儿茶酚胺释放增加，进而引发更为频繁的室性心律失常，也可能导致患者室性心律失常风暴的出现。因此，植入 ICD 的儿茶酚胺敏感性多形性室性心动过速的患者，必须继续使用 β 受体阻滞剂或氟卡尼治疗，以减少 ICD 的放电机会。

对于较年轻的患者，则应更仔细地考虑植入 ICD 后潜在的并发症及其对生活质量的影响。

（四）氟卡尼

氟卡尼（flecainide，Ⅰc 类抗心律失常药物）可以通过阻断 RYR2 通道，抑制肌浆网的 Ca^{2+} 释放，减少延迟除极的发生。当 β 受体阻滞剂不能充分抑制患者在运动负荷试验中的室性心律失常出现时，或当患者接受 β 受体阻滞剂治疗后仍然发生过心脏事件，可以换用氟卡尼进行进一步治疗。其抑制成人室性心律失常的最佳剂量为 150~300mg/d，3~5 天可达到血浆稳定的治疗浓度。与 β 受体阻滞剂相比，氟卡尼的副作用较轻，患者很少因副作用而停止治疗。

（五）左侧心脏交感神经切除术

左侧心脏交感神经切除术（left cardiac sympathetic denervation，LCSD）是使用心脏外科手术的方法，切除左侧下部 2/3 的星状神经节及 T_2~T_4 胸神经节，从而中断去甲肾上腺素在心脏的释放。该手术最常见的并发症是霍纳综合征（Horner's syndrome，表现为瞳孔缩小、上睑下垂和无汗）。但在很多患者中，该并发症是可逆的。LCSD 可用于使用最大可耐受剂量药物治疗后仍有症状的患者，或对 β 受体阻滞剂不耐受或有禁忌的患者（Ⅱb 类推荐）。

（刘杰昕）

推荐阅读 ● ● ●

1. VASEGHI M，SHIVKUMAR K. The role of the autonomic nervous system in sudden cardiac death［J］. Prog Cardiovasc Dis，2008，50（6）：404-419.

2. KALLA M，HERRING N，PATERSON D J. Cardiac sympatho-vagal balance and ventricular arrhythmia［J］. Auton Neurosci，2016，199：29-37.

3. CANNON W B. Voodoo death［J］. Psychosom Med，1957，19（3）：182-190.

4. SOROS P，HACHINSKI V. Cardiovascular and neurological causes of sudden death after ischaemic stroke［J］. Lancet Neurol，2012，11（2）：179-188.

5. MCMILLAN T M，TEASDALE G M. Death rate is increased for at least 7 years after head injury：a prospective study［J］. Brain，2007，130：2520-2527.

6. CORRADO D，ZORZI A. Sudden death in athletes［J］. Int J Cardiol，2017，237：67-70.

7. SISCOVICK D S，WEISS N S，FLETCHER R H，et al. The incidence of primary cardiac arrest during vigorous exercise［J］. N Engl J Med，1984，311（14）：874-877.

8. LEOR J，POOLE W K，KLONER R A. Sudden cardiac death triggered by an earthquake［J］. N Engl J Med，1996，334（7）：413-419.

9. ZILE M R，LINDENFELD J，WEAVER F A，et al. Baroreflex activation therapy in patients with heart failure with reduced ejection fraction［J］. J Am Coll Cardiol，2020，76（1）：1-13.

10. JIMENEZ-JAIMEZ J，PEINADO R，GRIMA E Z，et al. Diagnostic approach to unexplained cardiac arrest（from the FIVI-Gen Study）［J］. Am J Cardiol，2015，116（6）：894-899.

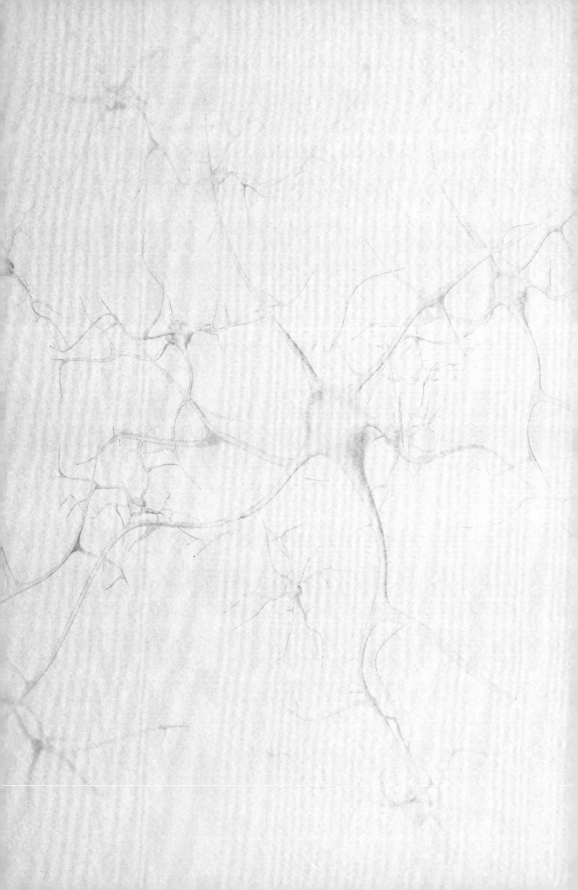

第六章

不明原因癫痫猝死

【概述】

不明原因癫痫猝死（sudden unexpected death in epilepsy，SUDEP）是导致癫痫患者死亡的最主要原因。1997 年由 Nashef 教授提出，是指癫痫患者在有或无目击者的情况下，突然发生且无法解释的非创伤性或非溺水性等意外死亡，患者可有或无癫痫发作的证据，可除外癫痫持续状态，尸检亦无法揭示致死的毒理学及解剖学原因。

不明原因癫痫猝死是癫痫的致命性并发症，可占癫痫患者死亡的 7.5%~17%，在各个年龄阶段的癫痫患者中均有发生，但是更多见于年龄在 20~45 岁的青年之中。此年龄段青年（20~45 岁）癫痫患者的猝死风险较普通人群增高约 27 倍。儿童癫痫患者的不明原因癫痫猝死发生率较低，平均每年每 4 500 名儿童癫痫患者中，有 1 名患儿发生猝死。然而，诊断为 Dravet 综合征（既往又称为婴儿严重肌阵挛癫痫）患儿的猝死发生率可高达 4.9%，远远高于其他癫痫患儿的猝死发生率。因此，不明原因癫痫猝死是一个严重的公共卫生问题。

（一）危险因素

癫痫发作以及不明原因癫痫猝死目前尚无法准确预测。自行停止药物治疗、睡眠不足以及突然酒精戒断可增加患者的癫痫发作。而对于全身性强直阵挛发作的控制不良更可能是导致不明原因癫痫猝死的重要危险因素。

目前认为，癫痫发病年龄早（16 岁前）、男性性别、病程长（超过 15 年）、患者年龄在 20~40 岁之间、全身性强直阵挛发作的频率、使用多种抗癫痫药物，以及药物治疗依从性差都是导致不明原因癫痫猝死的相关危险因素。

大多数（约 58.5%）不明原因癫痫猝死发生在凌晨的患者睡眠时间（4:00am—8:00am），而大约 31% 的猝死发生在患者处于清醒状态时（8:00am—12:00am 或 16:00pm—20:00pm）。睡眠时间患者的猝死发生率更高，这可能与癫痫发作未被目击或夜间缺乏对患者的有效监护（夜间检查或使用监测设备）有关。

（二）遗传学因素

现有研究认为人类的基因突变与不明原因癫痫猝死的发生有关。某些遗传性疾病及基因突变可能增加癫痫猝死的风险，其原因可能在于改变了癫痫的严重程度（癫痫发作频率、持续时间、发作形式、强度和后效应）、发作后抑制、中枢或外周自主功能、脑干的心肺控制功能，或其他生理系统（如线粒体功能）。

部分家族遗传学疾病，诸如 SCN1A、SCN2A 和 SCN8A 基因突变、Dup15q 综合征、5q14.3 缺失综合征以及 Unverricht-Lundborg 综合征（肌阵挛性癫痫）等，均可造成癫痫性脑病和其他药物难治性癫痫，进而显著增加了癫痫猝死以及致命性癫痫持续状态的发生。但尚不能确定是否家族遗传性疾病（如 SCN1A 和 DEPDC5 的突变）可以在不加剧癫痫发作程度和频率的同时增加不明原因癫痫猝死的风险。

不明原因癫痫猝死的相关基因，现被认为是那些可以改变中枢或外周自主神经系统调节功能或可以改变自主神经通过终末器官对于呼吸、循环功能的控制能力，从而导致癫痫发作并增加癫痫猝死风险的那些基因突变或基因致病性变异。心率变异性是一种反映自主神经张力变化的标志，而 P 波离散度则是一项心房颤动的预测因子。在 Dravet 综合征患者，其 SCN1A 发生突变，导致其心率变异性（heart rate variability，HRV）降低。在癫痫发作后，患者的迷走神经过度活跃，可引发呼吸功能障碍、继发性心动过缓，继而可导致意外死亡。

【病理生理机制】

迄今为止，不明原因癫痫猝死的发病机制尚不十分清晰。虽然，目前的病理生理研究并不能完全解释癫痫患者突然死亡的原因，但一些病理学发现可为进一步阐明猝死的发生机制提供部分有价值的线索。对不明原因癫痫猝死患者的尸检研究发现，心、肺异常在患者中十分常见，主要表现为轻 - 中度心肌肥厚、局灶性心肌纤维化、多灶性心内膜下心肌纤维化、中 - 重度肺充血或肺水肿。而在发作期，患者的自主神经功能紊乱可能会进一步引起心、肺系统结构或功能病变的加剧，最终导致不明原因癫痫猝死的发生。由此，心、肺功能存在的基础病变很可能是不明原因癫痫猝死发生的一个重要条件。同时，不明原因癫痫猝死者还常伴随觉醒障碍、非快速性心律失常性心功能障碍，以及发作后广泛性脑电抑制（postictal generalized electroencephalography suppression，PGES）。总而言之，不明原因癫痫猝死发生的病理生理机制非常复杂多样，可能是在各种因素的共同作用下所发生，如图 6-1 所示。

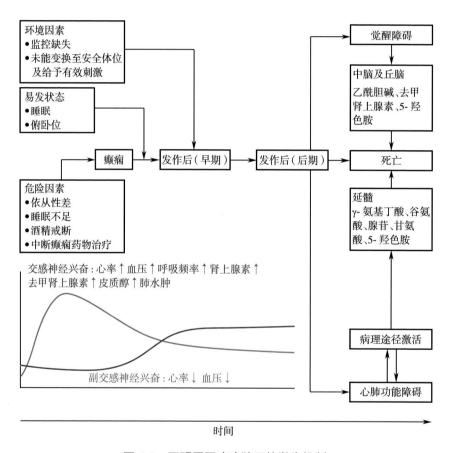

图 6-1　不明原因癫痫猝死的发生机制

1. 自主神经系统功能紊乱　全面性强直阵挛发作后，癫痫患者常常表现为觉醒异常、大脑活动抑制，而交感神经过度兴奋，出现持续、强烈的相关症状（如意识水平低下、对环境危险的反应力降低等）。在癫痫发作后，患者交感神经功能的兴奋可引起肾上腺素、去甲肾上腺素的分泌增多、体温升高、心动过速、高血压以及肺水肿等。2013 年的 MORTEMUS（MORTality in Epilepsy Monitoring Unit Study）研究发现，不明原因癫痫猝死患者存在着类似的共同点，即癫痫全面性强直阵挛发作后的心肺功能不稳定性：癫痫发作结束后的即刻，患者可出现呼吸频率的增加（≥18 次 /min），同时伴有窦性心动过速，而随后迅速出现呼吸暂停、非快速性心律失常（心动过缓、二联律等），乃至心脏骤停。而在发作中，患者心率变异性的降低以及交感神经兴奋所诱导产生的心动过速并非不明原因癫痫猝死发生的主要病理机制。

在小鼠不明原因癫痫猝死模型的研究中也发现，癫痫发作后心率变异性的增加、迷走神经张力的过度上升以及中枢性低通气，可能是诱发不明原因癫痫猝死的主要机制。发作后，迷走神经的过度活跃会造成脑干自主神经调节系统的功能紊乱，造成交感神经及迷走神经的病理性异常状态，并共同作用引发不明原因癫痫猝死。而长期服用抗焦虑药物或饮酒的癫痫患者，在突然地撤药或戒酒后也会诱发癫痫发作，引起自主神经功能的紊乱，进而导致死亡。与此同时，癫痫发作造成的自主神经功能紊乱常伴有低血压，这可进一步加重脑干的功能障碍及癫痫发作后的广泛性脑电抑制。

2. 呼吸抑制　无论是全身性发作，还是局灶性发作，患者在癫痫发作时常伴有血氧的降低。

在以往，由于缺乏发作时对于患者血氧饱和度和 / 或呼吸频率的监测，因此癫痫所致的呼吸功能障碍在临床上被远远地低估。近期的一些研究，通过多参数睡眠监测技术分析癫痫患者发作时的呼吸频率、口鼻气流、血氧饱和度及潮气末二氧化碳发现，癫痫发作时的呼吸功能障碍非常常见，而且十分严重。并且，即便癫痫发作后患者的呼吸频率已经恢复至正常，但低氧血症及高碳酸血症仍然持续存在。癫痫发作可能通过改变肺血流和 / 或静脉回流功能而引起肺通气 / 换气功能障碍，这种内源性肺功能障碍可能是癫痫发作后低氧血症及不明原因癫痫猝死发生的重要原因。

在不明原因癫痫猝死患者的尸检中还可见到严重的肺水肿。肺水肿发生的原因尚不十分明确，目前倾向于认为，癫痫发作时患者突发性喉痉挛所引起的负压性肺水肿比较少见，大多数癫痫患者发作后所出现的肺水肿属于神经源性，是由于交感神经异常过度兴奋所介导产生，而中枢性呼吸暂停所导致的低氧血症也可能是引发肺水肿的另一原因。

3. 心脏抑制　心律失常参与不明原因癫痫猝死的发生。癫痫发作常引起窦性心动过速，也会引起心脏停搏、心动过缓、房室传导阻滞、房性或室性心动过速。同时，患有可导致心律失常、心源性猝死的心脏离子通道病（如 *KCNQ1*、*KCNH2*、*SCN5A* 基因突变所致的长 QT 间期综合征）的患者，如其突变基因可以在脑部出现离子通道的表达，则可能会出现不明原因癫痫猝死。也就是说，如果基因突变在中枢神经系统与循环系统存在着共同的表达，那么癫痫发作可以在影响自主神经系统的同时，导致心肌功能受累、QT 间期延长以及呼吸功能的抑制，进而导致不明原因癫痫猝死。

4. 神经递质改变　5- 羟色胺（5-HT）功能障碍可以增加不明原因癫痫猝死的风险。动物研究表明，5- 羟色胺 2C 受体敲除的小鼠在发生自发性或声源诱发性癫痫时可出现呼吸抑制，进而引发不明原因癫痫猝死；而该类小鼠在使用 5- 羟色胺再摄取抑制剂后能有效预防癫痫后呼吸抑制的发生。

5- 羟色胺神经元是中枢的化学传感器，当发生高碳酸血症时可以兴奋呼吸中枢并有促进觉醒的作用。癫痫发作时，由于气道的梗阻可导致患者呼吸暂停，造成高碳酸血症、抑制 5- 羟色胺能神经元活性，使得中脑 5- 羟色胺减少，引起觉醒障碍；同时，延髓 5- 羟色胺的减少也可抑制呼吸中枢，产生协同作用而引发癫痫猝死。并且，其他的一些脑干神经递质同样也在不明原因癫痫猝死发生的病理生理过程中起着重要作用，如脑干神经元释放的 5- 羟色胺、去甲肾上腺素、乙酰胆碱及谷氨酸在调节觉醒、呼吸及二氧化碳化学感受器上有着重要作用。心脏的肾上腺素分泌也参与不明原因癫痫猝死发生的病理机制。过度的肾上腺素分泌增加了癫痫诱发呼吸障碍的风险。而 γ- 氨基丁酸能神经元及阿片类受体的激活也可以诱发呼吸抑制。因此，癫痫发作时，上述物质可能共同作用，抑制心肺调节中枢。同样，一些药物或兴奋剂（包括酒精）也能激活这些受体，增加癫痫后的心肺系统紊乱而引起猝死。

5. 环境或其他因素也可能在不明原因癫痫猝死的发生中起了部分相应的作用。不明原因癫痫猝死事件大部分发生在夜间，且大多数患者在俯卧位时死亡。这可能与夜间癫痫发作频率高，俯卧位容易造成患者口、鼻部分或完全遮挡而导致窒息。同时，癫痫发作时患者的觉醒功能障碍，不能自行及时纠正体位；并且，由于患者夜间缺乏良好监护，也无法通过外界帮助快速调整体位，进而加剧了不明原因癫痫猝死的风险。

【诊断】

（一）诊断标准

在作出不明原因癫痫猝死的诊断前，应首先排除因癫痫发作而引起的意外死亡。总结标准如下：

1. 猝死者患有癫痫，且反复出现自发性癫痫发作。

2. 猝死者在健康状况良好的情况下意外死亡。

3. 死亡发生"突然"（通常在几分钟内）。

4. 死亡在正常活动时及良性环境中发生（如在床上或床边、在家里或工作中）。

5. 未发现其他明确的死亡原因。

（二）诊断分类

1. 明确的不明原因癫痫猝死　在有或无目击者情况下，癫痫患者在良性环境中发生的、非外伤或溺水等引起的、突发的、无法预料的死亡，猝死前患者可有或无癫痫发作的证据（不包括有记录的癫痫持续状态），同时，尸检中未发现其他的死亡原因。

2. 与其他状态相叠加的不明原因癫痫猝死　患者死亡满足不明原因癫痫猝死的诊断标准，同时，在猝死前或猝死后伴随有癫痫之外的可能对猝死有一定影响其他情况，但尸检或直接观察、记录均不能证明伴随情况是导致死亡的原因。

3. 可能的不明原因癫痫猝死或可能的与其他状态相叠加的不明原因癫痫猝死　定义与明确的不明原因癫痫猝死及与其他状态相叠加的不明原因癫痫猝死相同，但无尸检证实。

4. 可能的不明原因癫痫猝死　即不能除外，但缺乏足够证据说明死亡并非不明原因癫痫猝死。

5. 近乎死亡的不明原因癫痫猝死或与其他状态相叠加的不明原因癫痫猝死　发生心搏呼吸骤停，但经心肺复苏后存活时间 >1 小时的癫痫患者，在检查中未能发现重要脏器的结构性异常。

6. 非不明原因癫痫猝死　即有明确的死因。

7. 无法分类　由于信息不全，不能分类。

【 鉴别诊断 】

1. 心源性猝死　患者存在明确的器质性心脏病，意外而突然的死亡发生在急性症状发作后的 1 小时内。虽然，伴有夜间睡眠呼吸暂停的心脏病患者的猝死有可能出现在夜间，但大部分心源性猝死的意外死亡常发生在早晨清醒状态下。而不明原因癫痫猝死通常出现于夜间无目击人的状态下，死亡体位一般为俯卧位。

2. 婴儿猝死综合征（sudden infant death syndrome，SIDS）　多出现在婴儿期，高峰期为出生后的 2~4 个月，患儿健康状态及既往病史不能预知，尸检不能发现明显死亡原因。

3. 儿童不明原因猝死（sudden unexplained death in childhood，SUDC）　常见于 1 周岁以上的男性儿童，大部分患儿既往存在热性惊厥病史，死亡常在睡眠中发病，体位为俯卧位，多发生在冬季。患儿的病史、尸检不能明确解释死亡的原因。

【 辅助检查 】

对于癫痫患者需要常规进行头颅磁共振成像（magnetic resonance imaging，MRI）检查，以除外颅内病变。其次，需完善脑电图检查明确发作的类型。

并且，建议完善超声心动图、24h 动态心电图检查，以除外心脏结构、功能异常，以及节律异常。而对于不明原因癫痫猝死发生的高危患者，还应建议进行基因筛查。

【预防】

由于不明原因癫痫猝死的病因机制尚不十分明确，因此，对于不明原因癫痫猝死的预防主要着重于控制各项危险因素，尽量减少癫痫的发作，同时，应及时、正确地做好发作后的患者处置。而对于患者及家属进行有关癫痫猝死的风险教育亦实为重要。

积极推动对不明原因癫痫猝死的基础及临床研究能更好地了解其发生发展机制，为未来早期有效进行干预，减少不明原因癫痫猝死的发生提供有效依据。

1. 加强对患者及家属的健康教育　虽然，绝大多数的癫痫患者、家属及看护者希望获得一些关于不明原因癫痫猝死的医学知识，但只有极少数人对此有着系统的了解。由此，我们建议医生应清晰地告知患者、家属及陪护人员相关、必要的医学常识。积极与癫痫患者及其家属进行沟通，告知其不明原因癫痫猝死的相关风险，灌输有关医学常识，使之尽量做到有效预防。

从患者角度可以做到的是：加强对癫痫药治疗的依从性；增加患者对控制疾病的信念；减少不必要的焦虑；保持良好的生活习惯。而加强对特定患者的医学监督管理，临床医生需要做到的是：优化治疗方案，并提高患者治疗依从性；对于有心律失常等心脏疾病的难治性癫痫患者，必要时可以定期进行心律失常监测、评估，必要时采取相应的干预措施。

2. 积极控制癫痫发作　全面强直阵挛发作是不明原因癫痫猝死的独立危险因素，频繁的癫痫发作可以明显增加不明原因癫痫猝死的风险。因此，积极控制癫痫发作对于减少不明原因癫痫猝死至关重要。临床上，应给予患者有效的抗癫痫药物治疗，并予准确的疗效评估；对有明确癫痫病灶的患者可行手术治疗；对怀疑基因突变的癫痫综合征患者，应积极完善基因检查以确诊，并进一步合理选择抗癫痫药物。

3. 加强监护　不明原因癫痫猝死患者的死亡大部分发生在夜间，且主要死亡体位为俯卧位，因此，对于猝死高危患者应加强夜间监护，避免患者出现俯卧位睡眠；如患者出现癫痫发作，应注意其发作后的状态，并快速予以有效的支持性干预（如清理及保持气道通畅、心电监护等）。

（李朝霞　刘杰昕）

推荐阅读 ● ● ●

1. NASHEF L. Sudden unexpected death in epilepsy：terminology and definitions［J］. Epilepsia，1997，38：S6-S8.

2. HARDEN C，TOMSON T，GLOSS D，et al. Practice guideline summary：Sudden unexpected death in epilepsy incidence rates and risk factors Report of the Guideline Development，Dissemination，and Implementation Subcommittee of the American Academy of Neurology and the American Epilepsy Society［J］. Neurology，2017，88（17）：1674-1680.

3. HOLST A G，WINKEL B G，RISGAARD B，et al. Epilepsy and risk of death and sudden unexpected death in the young：A nationwide study［J］. Epilepsia，2013，54（9）：1613-1620.

4. DLOUHY B J，GEHLBACH B K，RICHERSON G B. Sudden unexpected death in epilepsy：basic mechanisms and clinical implications for prevention［J］. Journal of Neurology Neurosurgery and Psychiatry，2016，87（4）：402-413.

5. VAN DER LENDE M，SURGES R，SANDER J W，et al. Cardiac arrhythmias during or after epileptic seizures［J］. Journal of Neurology Neurosurgery and Psychiatry，2016，87（1）：69-74.

6. MCGUONE D，CRANDALL L G，DEVINSKY O. Sudden unexplained death in childhood：a neuropathology review［J］. Frontiers in Neurology，2020，11：582051.

7. ROSS J，TYRLIKOVA I，GIERMEK A，et al. Sudden unexpected death in epilepsy during ambulatory video-EEG monitoring at home［J］. Neurology，2024，102（2）：e208041.

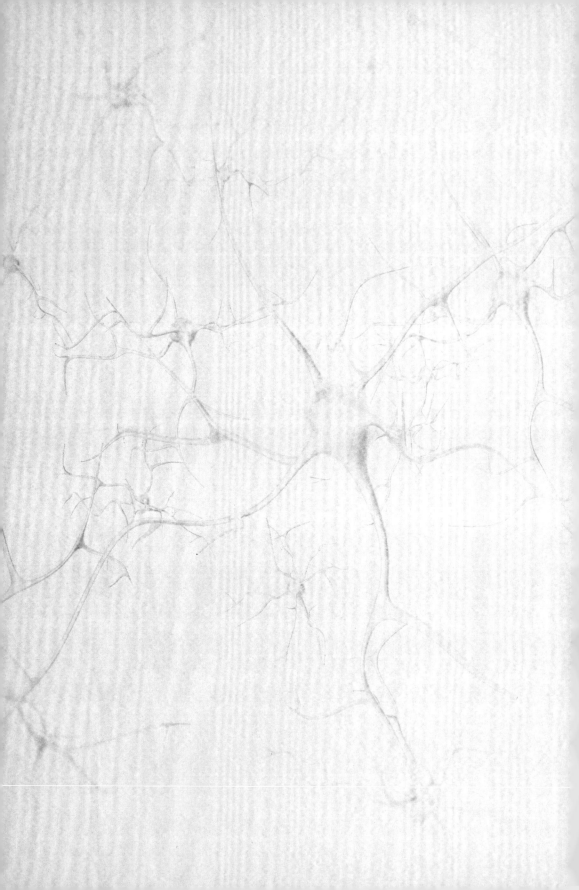

第七章

应激性心肌病

【概述】

应激性心肌病（stress cardiomyopathy）又名 Takotsubo 心肌病（Takotsubo cardiomyopathy）、心尖球形综合征（apical ballooning syndrome）以及心碎综合征（broken heart syndrome），是一种急性可逆性心肌损伤，患者出现类似于心肌梗死样的左心室尖局部短暂的收缩功能障碍，但没有阻塞性冠状动脉疾病或急性斑块破裂的心脏血管影像学证据。大多数应激性心肌病患者，其室壁运动异常的范围常超过单支冠状动脉的供血范围。患者最常见、典型的影像学表现为：左心室中部和心尖部的运动减弱，而基底部室壁运动增强，收缩期左心室心尖部呈现球形外观，类似于日本渔民用于捕捞章鱼的章鱼壶。

尽管应激性心肌病被认为具有良性的病程进展，但患者仍具有很大的死亡风险，而其并发症，如急性心力衰竭、左心室流出道梗阻、二尖瓣反流等，所引发的心源性休克也并不少见。

应激性心肌病于 1990 年首次在日本被报道。最初，人们认为应激性心肌病是一种罕见的自限性疾病，但随着对其本质了解的不断增加，发现在疑似急性冠状动脉综合征（acute coronary syndrome，ACS）的患者中，约 1%~2% 的患者应诊断为应激性心肌病。尤其在绝经后的女性中，应激性心肌病的发生则更为常见。国际应激性心肌病登记研究（包括欧洲和美国的 26 个医学中心）纳入了 1 750 例应激性心肌病患者，其中女性占 89.9%，平均年龄为 66.4 岁。

中枢自主神经系统（central autonomic nervous system，CANS）对循环功能起着重要的调节作用。在应激性心肌病被报道前，临床学者就已经发现了一些神经系统疾病（如出血性卒中、基底节或脑干的缺血性卒中）可引起患者发生短暂性心功能不全和心脏损伤，出现心电图的动态改变以及心律失常，并将该现象命名为神经源性心肌顿抑（neurogenic stunning myocardium）。在应激性心肌病的急性期，通常可以发现患者脑部的海马区、脑干和基底神经节区的脑血流量明显增加，而当病情缓解后增加的脑血流可逐步恢复至正常。

目前，关于心理和 / 或躯体应激是如何在某些特定情况下导致人体心肌功能障碍的潜在病理生理机制尚不十分清晰。但在应激反应中存在着的复杂的新皮质和边缘整合，脑干去甲肾上腺素能神经元活化作用以及下丘脑弓状核所产生的与应激反应相关的神经肽Y（neuropeptide Y）可能起着十分重要的作用。虽然，去甲肾上腺素和神经肽Y可造成直接的心脏抑制作用，但是心功能的受损也可能是心肌微血管灌注受损所引发的局部血液供需不匹配、缺血的结果。

【诱发因素与危险因素】

（一）诱发因素

情感和/或躯体应激是应激性心肌病最主要的诱发因素。在国际应激性心肌病登记研究纳入的患者中，约36%的患者有躯体诱发因素，约27.7%的患者有情绪诱发因素，而大约28.5%的患者无明显诱发因素。

1. 情感诱因　亲人死亡、遭受袭击及暴力伤害、自然灾害、巨大的经济损失等，且大多数患者还同时伴有悲观、恐惧、危险和/或绝望的感觉。同样，应激性心肌病也可能由于意想不到的兴奋事件所诱发，即通常所说的欢快心综合征（happy heart syndrome）。

2. 躯体应激　急危重症疾病、外科手术、严重疼痛、脓毒血症，以及慢性阻塞性肺疾病或哮喘的急性加重。此外，中枢系统疾病，如缺血性或出血性卒中、癫痫、脑炎、脑膜炎、头部外伤等，也是常见的诱发因素。

（二）危险因素

事实上，并非所有个体都会在应激事件后发生应激性心肌病；同样，一部分应激性心肌病的患者，在发病前并没有受到任何压力刺激。应激性心肌病的发生在很大程度上可能取决于个体的社会心理适应性，也就是个人的处世态度、心理及精神健康状况等。

目前为止，研究发现与应激性心肌病发生相关的主要危险因素包括：①女性；②绝经后；③精神分裂症；④焦虑/抑郁；⑤哮喘/慢性阻塞性肺疾病；⑥糖尿病；⑦慢性药物治疗；⑧毒品滥用，等。

其中，哮喘/慢性阻塞性肺疾病的急性加重是应激性心肌病的常见的诱发因素，尤其是在患者使用短效 β₂ 肾上腺素能受体激动剂、肾上腺素，以及气管插管等治疗之后。糖尿病也被认为是应激性心肌病的危险因素。大约 10%~25% 的应激性心肌病患者既往患有糖尿病，并且有糖尿病的应激性心肌病患者的死亡率更高。糖尿病所引起的自主神经功能改变和血管活性神经肽（如 NPY）上调，可能导致了患者对应激性心肌病和心律失常的易感性增加。

【临床表现】

患者主要以绝经后的女性居多，在经受意外应激刺激后的 1~5 天发病，出现急性胸痛（>75%）和 / 或呼吸急促（约 50%），常同时伴有头晕（>25%）甚至出现晕厥（5%~10%）。

其中，胸痛通常具有典型的心绞痛特征；呼吸急促、气短的症状一般由于肺水肿所引起；头晕和晕厥则多由于患者的低血压和脑灌注不足所致，也提示着患者可能已经出现了危及生命的心源性休克或室性心律失常，并且，患者还可能由于所出现的室性心律失常而引发心脏骤停。

大约有 10% 的应激性心肌病患者可能出现心源性休克的体征，表现为低血压、精神状态异常、肢体发冷、少尿、呼吸窘迫等。一些患者，由于左心室基底部运动增强，可造成左室流出道（left ventricular outflow tract, LVOT）梗阻，而产生收缩期杂音。而另一些患者，由于心尖部小的附壁血栓的脱落，也可能出现短暂性脑缺血发作或脑卒中的症状和体征。

【辅助检查】

1. 心电图　大多数的（>95%）应激性心肌病患者在医院就诊时，常规 12 导联心电图可发现异常。约 40% 患者的胸前导联可见明显的 ST-T 缺血性改变，类似于急性 ST 段抬高型心肌梗死的表现。同时，多数患者的 T 波倒置，T 波深且宽。但 ST 段压低并不常见，发生率 <10%。在症状出现后的 24~48 小时，心电图一般还可以发现明显的 QT 间期延长。随着时间的推移，校正的 QT 间期（corrected QT Interval, QTc）延长可能会超过 500 毫秒，非常容易诱发出多形性室性心动过速（尖端扭转型室性心动过速）及心室颤动。因此，应激性心肌病患者需要进行至少 48~72 小时的连续心电监护，并

对 QTc 进行动态监测，或心电监护持续至 QTc 的延长消失。

2. 心肌生物标志物

（1）（非高敏）肌钙蛋白 T 或肌钙蛋白 I：在 >90% 的应激性心肌病患者中可见明显升高，但其峰值水平通常 <10ng/ml，低于一般的急性冠脉综合征患者。而肌酸激酶同工酶（CK-MB）水平通常正常或仅轻度升高。

（2）脑钠肽（brain natriuretic peptide，BNP）及 N 末端脑钠肽前体水平：在应激性心肌病患者中通常显著升高，而升高程度与室壁运动异常程度正相关，并且上升的水平一般高于急性冠脉综合征患者。其峰值通常出现在发病后的 48 小时左右，但升高可持续至发病后的 3 个月。

3. 室壁运动异常的评估

（1）超声心动图和 / 或左心室造影是评估左心室功能障碍最常用的方法，可以发现不同类型的节段性室壁运动异常（运动减弱、无运动或反常运动），图 7-1 所示为一典型的心尖球囊状改变的影像学表现。同时，超声心动图的多次连续复查，也可以动态观察室壁运动异常的动态变化，判断患者的恢复情况。

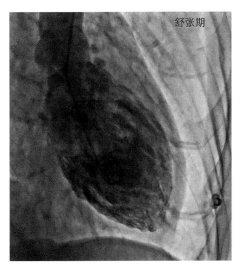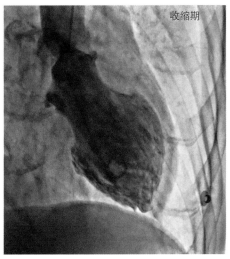

图 7-1 应激性心肌病患者行左心室造影时典型的心尖球囊状改变的影像学表现

患者在心脏收缩期左心室尖部活动度明显下降、呈球形。

依据超声心动图和 / 或左心室造影的表现，应激性心肌病的解剖学分型为：

心尖部型（75%~80%）：为应激性心肌病的最典型表现。在收缩期，左心室中部和心尖部的运动减弱，而心底部室壁运动增强，致使左心室心尖部呈现球形改变，常伴发心尖血栓形成、左室流出道梗阻及收缩期二尖瓣前叶前向移动引起二尖瓣反流。

心室中部型（10%~20%）：收缩期心室中部运动减弱或无运动，而心尖和基底部运动相对正常，常伴发严重的心输出量减少和心源性休克。

基底部型（约 5%）：心底部运动减弱而心室中部和心尖部功能正常（呈反向的"章鱼壶"状），此类患者很少发生严重的血流动力学异常。

其他类型：双心室运动功能障碍或孤立右心室受累可引起严重的血流动力学异常及休克；局部室壁运动异常则更为良性，类似于局灶性心肌炎。

不同类型的应激性心肌病在心室造影时舒张期和收缩期的影像学特征见图 7-2。

（2）心血管磁共振（cardiovascular magnetic resonance，CMR）成像有助于应激性心肌病的诊断、评估及鉴别诊断，与超声心动图相比，心血管磁共振能够提供更为完整的右心室视图。大多数应激性心肌病患者左心室总体收缩功能降低，但有 1/3 左右的患者可出现左、右心室的双重受累，与右心室功能正常的患者相比，右心室功能障碍患者的 LVEF 较低（40% vs 48%），并可存在胸腔积液。

同时，心脏磁共振轧延迟增强（late gadolinium enhancement，LGE）还可显示心肌水肿、炎症和瘢痕形成。在应激性心肌病中，心肌水肿区域通常与室壁运动异常范围相匹配；而急性冠脉综合征的水肿分布一般映照于心外膜的冠状动脉分布区域；心肌炎患者的心肌水肿倾向于基底部、侧壁和心外膜下。并且，在应激性心肌病中，心血管磁共振成像通常不出现轧延迟增强；而在心肌梗死中，可观察到高强度的心内膜下或透壁性轧延迟增强（高强度是指高于远处正常心肌平均信号强度 5 个标准差）；在心肌炎中，心脏磁共振轧延迟增强呈斑片状。然而，如果降低心脏磁共振轧延迟增强的判断标准时（如高于远处正常心肌平均信号强度 3 个标准差），也偶尔可在应激性心肌病患者中检测到轧延迟增强。

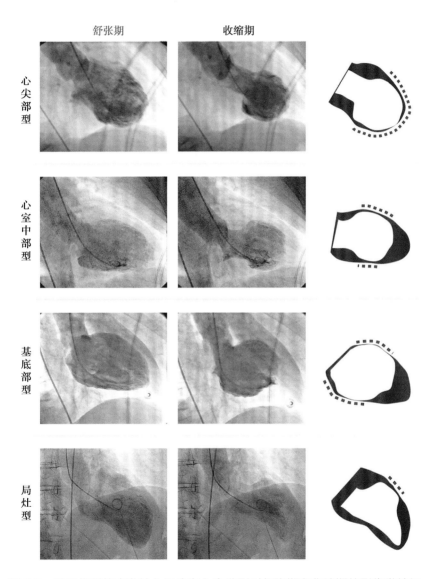

图 7-2　不同类型的应激性心肌病在心室造影时舒张期和收缩期的影像学特征
蓝色虚线表示壁运动异常区域。

此外，心脏磁共振在检测心室血栓方面比超声心动图具有更高的灵敏度和特异度，特别是对于心尖球形样改变的患者。

4. 冠状动脉增强 CT 检查　即冠脉 CTA，主要用于患者冠状动脉的评估，以排除血管的高度狭窄。作为一种非侵入性的成像方法，目前冠脉 CTA 已基本替代了冠状动脉血管造影，用于冠状动脉罪犯病变的排查，以明确应激性心肌病的诊断。

5. 正电子发射计算机断层扫描（positron emission tomography，PET）　尽管相关研究数据较少，但仍有助于确诊应激性心肌病。应激性心肌病患者的 PET 检查可发现，在功能障碍区域存在矛盾现象，即灌注正常而葡萄糖利用减少的情况，也称为"逆向流量代谢不匹配（inverse flow metabolism mismatch）"。

6. 放射性核素心肌灌注显像　由于大多数疑似应激性心肌病的患者具有急性冠脉综合征的高风险特征，需行冠状动脉造影检查，因此通常很少进行放射性核素心肌灌注显像检查。

【诊断】

除详细的病史之外，应激性心肌病的诊断通常需要结合心电图、心肌标志物及心肌酶的水平、冠状动脉造影，以及左心室收缩功能评估（初始评估一般为心室造影或超声心动图，对病情变化的评估通常以超声心动图或心脏 MRI 为主）。

诊断从根本上基于：①具有类似急性冠脉综合征的临床表现，包括胸痛、呼吸困难等症状，心电图异常改变和 / 或肌钙蛋白升高，特别是出现在绝经后女性中；②心室局部室壁运动异常与单一冠状动脉的灌注范围不吻合；③发病通常与情绪、精神或躯体压力应激有关。

临床上使用最早的应激性心肌病诊断标准于 2004 年由梅奥诊所推出。之后，欧洲心脏病学会心力衰竭协会也推出相应指南，在 2018 年，欧洲心脏病学会推出了最新的国际应激性心肌病诊断标准（international Takotsubo diagnostic criteria，InterTAK 诊断标准）。

（一）梅奥诊断标准

伴有或不伴有心尖受累的左心室中段短暂功能障碍（运动减弱、无运动或反常运动）。节段性室壁运动异常通常超过单支冠状动脉供血范围。常有诱发因素，但非必须：

1. 无阻塞性冠状动脉疾病，或冠状动脉造影不存在急性斑块破裂的证据。

2. 心电图新发异常（ST段抬高和/或T波倒置），或肌钙蛋白轻度升高。

3. 无嗜铬细胞瘤或心肌炎。

（二）欧洲心脏学会心衰协会标准

左心室或右心室短暂的节段性室壁运动异常，常具有心理、精神或躯体应激的诱发因素，但非必须：

1. 节段性室壁运动功能异常通常超出单一冠状动脉的供血范围。

2. 无法用冠状动脉粥样硬化性病因，包括急性斑块破裂、血栓形成、冠状动脉夹层或其他病理状态（如肥厚型心肌病、病毒性心肌炎）来解释所观察到的一过性左室功能障碍。

3. 急性期（3个月）内新发生的且可逆的心电图异常改变（ST段抬高、ST段压低、左束支传导阻滞、T波倒置及QTc延长）。

4. 急性期血清脑钠肽（BNP或NT-proBNP）水平显著升高。

5. 肌钙蛋白阳性，但为轻度升高（即肌钙蛋白水平与所存在功能障碍的心肌体量不一致）。

6. 随访（3~6个月）时，心脏成像检查可见心室收缩功能恢复。

（三）InterTAK诊断标准

1. 短暂的左心室功能障碍（运动功能减退、运动不能或运动障碍），表现为心尖球囊样改变或心室中段、基底部或局部室壁运动异常。右心室可受累。节段性室壁运动异常通常超过单支冠状动脉的供血范围，但非绝对。

2. 存在心理、精神或/和躯体的诱发因素，但非必备条件。

3. 神经系统疾病（如蛛网膜下腔出血、卒中/TIA、癫痫发作）、嗜铬细胞瘤等，也可能为诱因。

4. 新出现的心电图异常改变，包括 ST 段抬高、ST 段压低、T 波倒置和 QTc 延长，也可无任何心电图改变。

5. 心肌标志物（肌钙蛋白和肌酸激酶）在大多数患者中通常适度升高；BNP 水平常明显升高。

6. 可与冠状动脉疾病同时存在。

7. 患者无感染性心肌炎的证据。

8. 绝经后女性发病比例较高

【鉴别诊断】

（一）急性冠脉综合征

应激性心肌病的临床表现与急性冠脉综合征（acute coronary syndromes，ACS）相似。可通过冠状动脉造影进行鉴别。虽然，部分应激性心肌病患者可能合并有明确的冠状动脉疾病，但造影中可发现病变冠状动脉的供血范围及部位与患者心室造影和/或超声心动图检查所观察到的室壁运动异常区域不相符。临床上，急性冠脉综合征与应激性心肌病同时出现并不常见，但也并非不可能，当冠状动脉造影时发现有明确的罪犯冠状动脉病变时，应予考虑。

在急性冠脉综合征患者中，当无阻塞性冠状动脉粥样硬化病变存在时，变异性心绞痛可能是急性心肌梗死最重要的诱发原因。通常，冠状动脉痉挛仅发生在 1 条冠状动脉的 1 个节段，但也有时会涉及同一冠状动脉的 2 个或多个节段（多灶性痉挛）或不同冠状动脉（多支血管痉挛）。痉挛可发生在血管造影正常的冠状动脉，但更多见于具有不同动脉粥样硬化病变程度的冠状动脉。与应激性心肌病不同，变异性心绞痛的特点是患者一般在夜间或清晨休息时出现静息状态下的心绞痛，持续时间短，但反复发作数周或数月，并伴 ST 段抬高。

对于疑似应激性心肌病，且具有急性冠脉综合征样临床表现的患者，建议采取以下方法：

对于有 ST 段抬高且可接受急诊心导管检查及经皮冠状动脉介入术的患者，应该按照常规方案继续进行冠状动脉血管造影。在心导管检查中，如发现患者出现有临床意义的阳性检查结果，包括：非危重型冠状动脉病变，且左心室造影可见左室心尖部呈球形改变（或左室中部室壁运动减弱等），需考虑应激性心肌病的诊断。

对于心电图 ST 段抬高患者，如果符合再灌注治疗的标准，而没有进行急诊冠状动脉造影和冠状动脉介入治疗条件时，通常可采用溶栓治疗。由于大多数急性 ST 段抬高的患者都存在危重型冠状动脉病变，因此，对于该类患者，怀疑应激性心肌病并不是溶栓治疗的禁忌证。

临床上，对于无 ST 段抬高的患者，通常会将其列入"高危"非 ST 段抬高型心肌梗死范畴（肌钙蛋白阳性、老年、明显左心室功能障碍）。此类患者应尽早（48 小时内）行心导管检查术，以助于急性冠脉综合征与应激性心肌病的鉴别。

（二）嗜铬细胞瘤相关的心肌病

嗜铬细胞瘤（pheochromocytoma）是一种分泌儿茶酚胺的神经内分泌肿瘤，起源于肾上腺髓质或肾上腺外副神经节中的嗜铬细胞，与血压突然升高、头痛、大汗、心悸、胸痛和惊恐发作有关。嗜铬细胞瘤患者的症状一般为慢性或亚急性。临床上，如患者有发作性头痛、出汗和心动过速等症状，无论血压是否显著升高，都应考虑有无嗜铬细胞瘤的存在。然而，应激性心肌病与嗜铬细胞瘤有可能同时共存，并且嗜铬细胞瘤患者循环系统中儿茶酚胺的长期升高更可能是发生应激性心肌病的重要危险因素。

（三）急性心肌炎

急性心肌炎可表现为类似于应激性心肌病的节段性室壁运动异常、肌钙蛋白升高，但其室壁运动异常大多可能为节段性，并通常影响心室的下侧壁，与应激性心肌病的典型表现不符，同时也不会出现心尖球样改变或基底段的运动减弱。心脏磁共振轧延迟增强可用于区分心肌炎和应激性心肌病。

【治疗】

迄今为止，尚缺乏大规模随机试验以确定对于应激性心肌病患者的最佳治疗方案。由于应激性心肌病大多为一过性病程，因此，治疗的主要目的为支持性治疗，以维持生命和尽量减少并发症，直至完全康复。患者在保守治疗、减轻或去除躯体和 / 或情绪应激后，症状常可快速缓解。但是，发生应激性心肌病后，部分患者会出现急性并发症，如休克、急性心力衰竭等，需要积极治疗。

（一）心律失常的治疗

接近 1/4 的应激性心肌病患者会发生心律失常，其中，5%~15% 的患者出现房颤，4%~9% 的患者出现室性心律失常。因此，患者住院期间需进行严密的心电监护，尤其对于有 QTc 延长的患者，应进行 QTc 的动态监测。在药物治疗中，β 受体阻滞剂治疗或可以预防恶性心律失常和心脏破裂的发生。

（二）心功能衰竭的治疗

应激性心肌病患者的急性心功能衰竭在急性期和恢复期的治疗应参照急性心肌梗死后心功能衰竭的治疗标准，包括：根据需要吸氧和辅助通气、使用利尿剂减轻容量负荷；根据需要使用血管扩张剂降低心脏充盈压和 / 或左心室后负荷，但应特别注意避免对左室流出道梗阻患者进行降低血容量或扩张血管的治疗。

对于有肺淤血，但无低血压和低心输出量的患者，治疗上应通过使用静脉舒张剂（硝酸甘油、硝普钠或奈西立肽等）和利尿剂减少前负荷。动脉血管扩张剂可用于动脉压高的患者，但需谨慎使用，以免加重左室流出道梗阻。对于血流动力学稳定的患者，可加用小剂量 β 受体阻滞剂，降低基底部的运动增强，减轻或避免左室流出道梗阻。

（三）低血压和休克的治疗

5%~10% 的应激性心肌病患者会发生心源性休克。出现休克的患者，其院内死亡率是未出现休克患者的近 10 倍。而心源性休克的处理应取决于患者是否存在左室流出道的梗阻，因此，对于出现心源性休克的患者应尽快行超声心动图检查以评估左室流出道情况。

对没有明显肺循环淤血的低血压患者（无论是否存在左室流出道梗阻）可进行谨慎地补液以升高血压，并可以抬高患者下肢以增加心脏前负荷；对无左室流出道梗阻而因左室收缩功能不全出现低血压的患者，可使用正性肌力作用药物（多巴酚丁胺、米力农、多巴胺或左西孟旦等）以增加心输出量。然而，即使对于治疗前超声评估未发现左室流出道梗阻的患者，也需要进行动态观察、监测，以避免在使用强心药物后流出道梗阻的发生。对于继发性中度至重度左室流出道梗阻的患者应避免或停用正性肌力药，以防止基底部收缩增强进一步加重梗阻。而继发性轻度左室流出道梗阻的患者则不必调整治疗策略。如果患者没有心动过缓，可以尝试使用小剂量的短效肾上腺素能受体阻滞剂（艾司洛尔、美托洛尔）以减轻左室流出道梗阻，改善心输出量的降低。

对于在纠正容量负荷、使用正性肌力药后仍有低血压的患者，如有终末器官灌注不足的症状或证据，应考虑使用尽可能低剂量的血管升压药物（如去氧肾上腺素、去甲肾上腺素或血管升压素），以增加后负荷从而降低左室流出道的压力梯度，继而改善患者的整体血流动力学状态，但在使用期间应使用有创性监测以评估患者的血流动力学和组织灌注情况。

如果药物治疗无效，应积极考虑使用机械心脏辅助装置，如主动脉内球囊反搏（intra-aortic balloon pump counterpulsation，IABP）等，可用于心功能的机械支持，直至患者心功能恢复。IABP不仅对泵衰竭引起的休克有效，也适用于合并左室流出道梗阻的患者，但IABP减轻后负荷的作用可能有轻度加重流出道梗阻的风险，因此在使用过程中应积极严密评估IABP对左室流出道压力梯度的影响。对严重的休克患者，可使用体外膜肺氧合（extracorporeal membrane oxygenation，ECMO），为患者提供持续的体外呼吸与循环支持，维持、挽救患者的生命。

（四）血栓栓塞的治疗

所有患者需进行细致的超声心动图检查，如有条件也可进一步行心脏磁共振检查，以明确是否存在心室内血栓。对于合并左室血栓或重度左室收缩功能障碍的应激性心肌病患者，需使用抗凝治疗（同急性心肌梗死后患者的处理）。

抗凝治疗的疗程一般为 3 个月，可以根据心功能恢复和血栓吸收的情况进行调整。对于无血栓但有重度左室收缩功能障碍（射血分数 <30%）且低出血风险的患者，建议抗凝治疗可持续至室壁运动恢复或是治疗满 3 个月后停止。

（五）复发预防和长期治疗

虽然应激性心肌病是可逆的，但也存在复发风险，平均复发率为每年 2%~4%。对于交感神经兴奋、持续存在心脏症状、焦虑，或反复发作的患者可使用 β 受体阻滞剂。而使用血管紧张素转换酶抑制剂（ACEI）或血管紧张素受体阻滞剂（ARB）也可能使患者在生存率方面得到获益。

同时，还应注意评估可能持续存在、导致复发的心理、精神、躯体压力应激问题和 / 或药物滥用等情况，如需要可专科诊治。

【预后】

应激性心肌病的院内死亡率高达 5% 左右。左室收缩功能一般需要 1~2 周逐渐恢复，但也可能延迟至 6 周才能得以恢复。但即便患者的左室功能在病后得到了明显恢复，一部分应激性心肌病患者仍可能会存在疲劳（约 74%）、气短（约 43%）、胸痛（约 8%）、心悸（约 8%）和运动耐受不良等症状。并且，发生过应激性心肌病的患者焦虑障碍的患病率可明显增加。

（吴越阳　刘杰昕）

推荐阅读 ● ● ●

1. MEDINA DE CHAZAL H，DEL BUONO M G，KEYSER-MARCUS L，et al. Stress cardiomyopathy diagnosis and treatment：JACC State-of-the-Art review［J］. J Am Coll Cardiol，2018，72（16）：1955-1971.

2. GIANNI M, DENTALI F, GRANDI A M, et al. Apical ballooning syndrome or takotsubo cardiomyopathy: a systematic review [J]. Eur Heart J, 2006, 27 (13): 1523-1529.

3. TEMPLIN C, GHADRI J R, DIEKMANN J, et al. Clinical features and outcomes of Takotsubo (stress) cardiomyopathy [J]. N Engl J Med, 2015, 373 (10): 929-938.

4. SAMUELS M A. The brain-heart connection [J]. Circulation, 2007, 116 (1): 77-84.

5. WITTSTEIN I S, THIEMANN D R, LIMA J A C, et al. Neurohumoral features of myocardial stunning due to sudden emotional stress [J]. New England Journal of Medicine, 2005, 352 (6): 539-548.

6. GHADRI J R, SARCON A, DIEKMANN J, et al. Happy heart syndrome: role of positive emotional stress in takotsubo syndrome [J]. Eur Heart J, 2016, 37 (37): 2823-2829.

7. LYON A R, BOSSONE E, SCHNEIDER B, et al. Current state of knowledge on Takotsubo syndrome: a Position Statement from the Taskforce on Takotsubo Syndrome of the Heart Failure Association of the European Society of Cardiology [J]. Eur J Heart Fail, 2016, 18 (1): 8-27.

8. GHADRI J R, WITTSTEIN I S, PRASAD A, et al. International expert consensus document on Takotsubo syndrome (Part Ⅱ): diagnostic workup, outcome, and management [J]. European Heart Journal, 2018, 39 (22): 2047-2062.

9. VALLABHAJOSYULA S, BARSNESS G W, HERRMANN J, et al. Comparison of complications and in-hospital mortality in Takotsubo (apical ballooning/stress) cardiomyopathy versus acute myocardial infarction [J]. Am J Cardiol, 2020, 132: 29-35.

10. DI VECE D, CITRO R, CAMMANN V L, et al. Outcomes associated with cardiogenic shock in Takotsubo syndrome [J]. Circulation, 2019, 139 (3): 413-415.

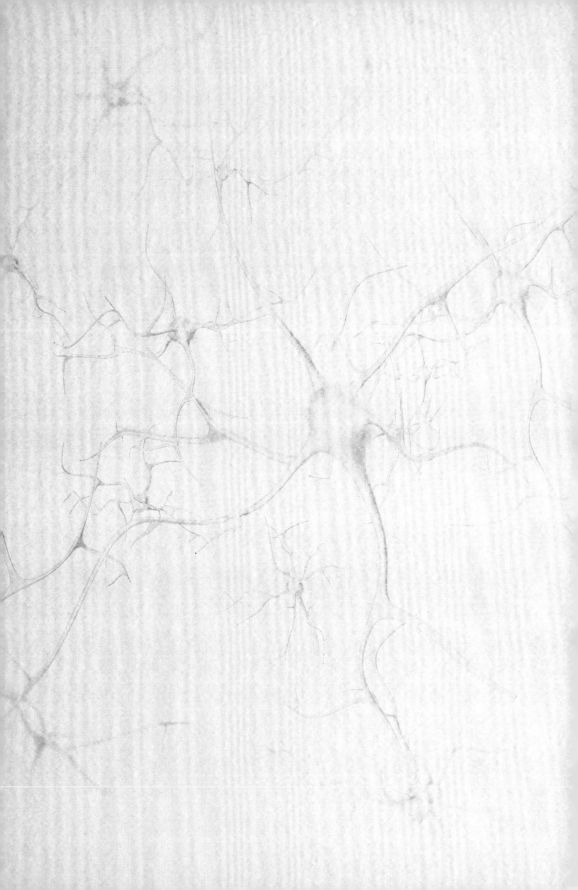

第八章

心源性栓塞性卒中

第一节　心源性栓塞性卒中概论

【概述】

心源性栓塞（cardiac embolism）是指起源于心脏内部的血栓或其他类型的栓子，通过血液流动堵塞或"栓塞"到身体其他部位的动脉血管，导致相关动脉供应区域组织的损伤或死亡。

心源性栓子大多数来源于：①血液瘀滞或心脏结构异常导致的左侧心腔内的局部血栓；②心脏瓣膜病所致的栓子；③由静脉系统到动脉系统的反常栓塞。

心源性栓塞性卒中（cardioembolic stroke，CES）是心源性栓塞最常见和最严重的表现，也简称为心源性卒中，一般是指来自心脏和主动脉弓的栓子通过循环导致脑动脉栓塞，引起相应脑功能障碍的临床综合征。

在卒中之中，出血性卒中（hemorrhagic stroke，如颅内或蛛网膜下腔出血）约占脑卒中总体数量的1/3，而其余大部分（2/3）为缺血性卒中（ischemic strokes）。引发缺血性卒中的原因多种多样，如颅内动脉粥样硬化、脑小血管闭塞，以及心源性血栓栓塞，等等。其中，心源性栓塞占据缺血性卒中病因的较大比例，约为30%。栓塞栓子形成的病理原因多种多样，包括：①高风险的栓子来源，如心房颤动、心内膜炎和左心室血栓；②低风险的栓子来源，如卵圆孔未闭等。在临床上，如何正确判断栓子的形成机制、准确识别栓子的产生部位，对于心源性卒中的诊断、治疗和二级预防都至关重要。

（一）常见危险因素

心源性栓塞性卒中发生的病理生理学关键就在于心源性栓子的形成。临床上，许多特殊的循环系统疾病或状态可以成为潜在的心源性栓塞性卒中的栓子来源。

1. 心房颤动（atrial fibrillation，AF）　简称房颤，是一种十分常见的心律失常。目前，全世界有超过 3 千万的房颤患者，而房颤也是引发心源性栓塞性卒中最常见的独立危险因素，可以使心源性栓塞性卒中的风险增加 3~5 倍。

通常认为，心房血栓的形成是由于房颤所引起的心房收缩紊乱导致的血液瘀滞所致，尤其是在左心耳部。血栓栓塞到动脉系统，即引起卒中或其他系统性动脉闭塞。

2. 心力衰竭（heart failure） 也是一种临床常见疾病。在窦性心律的心肌病患者中，心力衰竭可使患者每年心源性栓塞性卒中的发生风险增加 1%~2%。在左室射血分数（left ventricular ejection fraction，LVEF）降低的心力衰竭患者中，局灶性室壁运动异常，特别是左室前壁及心尖部的室壁运动异常可以为血液淤积导致血栓形成提供必要条件。

3. 急性冠脉综合征（acute coronary syndrome，ACS） 包括 ST 段抬高型心肌梗死（ST-segment elevation myocardial infarction，STEMI）、非 ST 段抬高型心肌梗死（NSTEMI）及不稳定性心绞痛（unstable angina）。急性心肌梗死（acute myocardial infarction，AMI）是缺血性脑卒中明确的危险因素。在急性心肌梗死的病理状态下，心室壁内皮的损伤、炎症会加剧血栓的形成。研究表明，急性前壁心肌梗死患者左室血栓形成的发生率约为 15%，而 EF<40% 的急性前壁心肌梗死患者的左室血栓发生率则更高达 27%。

4. 主动脉弓动脉粥样硬化 在年龄≥45 岁的普通人群中，大约有 45% 的个体存在着主动脉弓的动脉粥样硬化斑块。这些斑块与缺血性卒中明显相关，特别是其中的那些大的、破溃的、非钙化的或可移动的动脉粥样硬化斑块（约占 8%）更与缺血性卒中相关。

5. 卵圆孔未闭 在普通人群中，大约有 25% 的个体存在着卵圆孔未闭（patent foramen ovale，PFO）。而卵圆孔未闭可能作为血栓从静脉流入动脉循环的反常通道，导致血栓性卒中的发生，目前通常被视为卒中的一个常见危险因素。但研究表明，虽然在隐源性缺血性卒中患者中卵圆孔未闭的发生率更高，但是卵圆孔未闭的存在与卒中复发并无高度相关性。并且，以人群为基础的针对非卒中个体的研究也提示，卵圆孔未闭的存在与头颅磁共振卒中相关影像学变化并无显著相关性。同时，临床上主要归因于卵圆孔未闭的卒中患者，其卒中的复发率也未见显著增高。因此，现在可以认为卵圆孔未闭并非心源性栓塞性卒中的高危风险因素。

6. 人工心脏瓣膜　在普通人群中，随着年龄的增加，心脏瓣膜疾病的发生逐渐增多。而通过心脏外科手术或经皮血管内瓣膜置换的治疗量也不断增加。既往的荟萃分析对 1985—1992 年机械瓣膜置换术后患者发生脑卒中的研究发现，瓣膜置换术后，不使用抗凝治疗的患者发生缺血性卒中的年风险约为 4.0%；而患者在使用口服抗凝药后，主动脉瓣置换术后患者的卒中年发生风险可降低至 0.8% 左右，二尖瓣置换术后患者的卒中年发生风险可降低至 1.3% 左右；并且，生物瓣膜可能会比机械瓣膜具有更低的卒中发生风险。

7. 感染性心内膜炎（infective endocarditis，IE）　大约 1/5 的感染性心内膜炎患者会出现卒中并发症。在发生细菌性心内膜炎或感染性心内膜炎的 1 个月内，患者卒中的发生风险可以增加 20 倍。

8. 其他　其他罕见心源性栓塞性卒中的发生原因还包括：心脏乳头状弹力纤维瘤、黏液瘤和二尖瓣钙化等。

（二）危险因素分层

心源性栓塞性卒中患者的栓塞风险评估对于患者的治疗、减少复发及降低死亡风险均至关重要。临床上，通常将发生心源性栓子栓塞的可能性分为：高栓塞可能性与低栓塞可能性，见表 8-1。

表 8-1　心源性栓塞性卒中的危险因素分层

高栓塞可能性	
心内血栓	● 房性心律失常：瓣膜性心房颤动、非瓣膜性心房颤动、心房扑动 ● 缺血性心脏病：近期心肌梗死、慢性心肌梗死，尤其伴左心室室壁瘤 ● 非缺血性心肌病 ● 人工心脏瓣膜

高栓塞可能性	
心内赘生物	● 自体瓣膜心内膜炎
	● 人工瓣膜心内膜炎
	● 非瓣膜心内膜炎
心内肿瘤	● 黏液瘤
	● 心脏乳头状弹力纤维瘤
	● 其他肿瘤
主动脉粥样硬化	● 主动脉血栓
	● 胆固醇结晶栓子
低栓塞可能性	
心内潜在血栓性	● 左房自发性声学显影
	● 无血栓的左心室室壁瘤
	● 二尖瓣脱垂
心内钙化	● 二尖瓣环钙化
	● 钙化性主动脉狭窄
瓣膜异常	● 纤维条索
	● 乳头状弹力纤维瘤
间隔缺损和异常	● 卵圆孔未闭
	● 房间隔瘤
	● 房间隔缺损

【辅助检查】

心源性栓塞性卒中是由于栓子（通常是单个血栓）突然阻塞颅内的一条或多条血管而导致的，其典型的临床表现一般是急剧出现的栓塞相关区域大脑皮质的神经功能缺损，该神经功能缺损的症状在发病伊始就可以达到高峰，且通常会在数小时至数天内逐渐得到改善。这种病情发展的规律一般考虑是由于栓塞血凝块的自发溶解以及闭塞的颅内血管再通所导致。

（一）头颅影像学检查

所有疑似患者都应进行急诊的头颅影像学检查。头颅磁共振成像（MRI）在检测急性缺血性卒中方面优于 CT 成像，其灵敏度为 88%~100%，特异度为 95%~100%。磁共振成像弥散加权成像（DWI 序列）可显示一个或几个楔形梗死区域。

虽然，大多数心源性栓塞性卒中通常只涉及大脑皮质，但其他区域，如皮质下区域、丘脑和脑干等，有时也可能受累。正确区分小动脉闭塞性卒中与栓塞性卒中对于患者病情的判断及相关治疗的正确选择至关重要。在临床上，可以通过对患者临床表现、个体风险因素评估、神经影像学特征性表现等进行综合分析，以提高诊断的准确性。如患者同时出现多发性梗死时，医生还应该特别警惕动脉夹层、血管炎、可逆性脑血管收缩综合征（reversible cerebral vasoconstriction syndrome，RCVS）等情况的存在。

（二）心脏电生理的检查

对于所有疑似卒中或 TIA 的患者都应进行常规心电图（ECG）检查，以了解是否存在新发的心房颤动等心律失常。

长时程连续心电监测可以发现常规 12 导联心电图不容易捕获的阵发性心律失常。研究证明，延长监测时间可以明显提高阵发性房颤（paroxysmal AF，PAF）的检出率；而住院患者也可以通过持续的心电遥测提高其住院期间的房颤检出率。30 天或更长时间的连续心电监测具有更好效果，PAF 检出率会明显高于 24 小时 Holter 监测。通过使用植入式心脏记录器（implantable cardiac monitor）进行的研究发现，PAF 的检出率随着监测时间的延长逐步提高，在 6 个月、12 个月和 36 个月时，分别约为 9%、12% 和 30%。

（三）心脏结构的检查

常规的经胸超声心动图（transthoracic echocardiography，TTE）可以为临床提供诸多有价值的信息，如心脏结构异常、室壁运动功能异常、卵圆孔未闭、房间隔缺损、室间隔动脉瘤或罕见的心脏血栓等。而经食管超声心动图（transesophageal echocardiography，TEE）则可以更好地评估左心耳、左心房、主动脉弓和心脏分流。

心脏磁共振（cardiac magnetic resonance，CMR）可以准确诊断心脏肿瘤以及各种心肌疾病，并越来越多地被用于评估缺血性卒中患者的心脏结构情

况。在评价主动脉弓疾病、心脏血栓及左房结构和功能等方面心脏磁共振与
TEE 的效果相当。

（四）生物标志物的检查

对于怀疑新发的心源性栓塞性卒中患者，心脏生物标志物（通常是肌钙
蛋白以及 NT-proBNP）检查，可以明确是否存在急性和 / 或慢性心功能不全，
是否存在心房功能障碍。

近 1/3 的急性缺血性卒中患者发病后可见肌钙蛋白升高，而入院时肌钙
蛋白水平的升高可作为评价患者死亡率的一项预测指标。

【诊断】

临床上，心源性栓塞性卒中十分常见，患者通常具有发病年龄低、病情
严重、容易复发、死亡率较高等特点。但研究也发现，大约 1/3 考虑为心源
性栓塞性卒中的患者既往已伴有脑血管疾病。因此，如果当心、脑血管疾病
共存时，缺血性脑卒中的病因判断会变得更加困难。

目前，心源性栓塞性卒中的诊断尚缺乏国际统一的金标准，但可参照如
下步骤：

首先，如患者在无明确、显著的脑血管狭窄病变的病理基础上，出现：
①影像学检查证实为突然出现的一条或多条颅内血管闭塞性卒中（即栓塞性
梗死），并引发相关区域大脑皮质的神经功能损害；②患者在发病时意识水平
极度降低；③有其他脏器栓塞的证据，则应高度怀疑心源性栓塞的可能。

而后，需对于疑似心源性栓塞性卒中患者可进行经胸及经食管超声心动
图、心脏 MRI，以及长时程心电监测等检查明确是否存在可以形成心脏栓子
的病理条件及来源，以进一步明确诊断。

如患者在脑血管造影时未发现动脉粥样硬化性血管疾病，但颅内血管腔
内的充盈缺损在后续注射造影剂的过程中消失，则更高度提示心源性栓塞的
诊断。

【治疗】

心源性栓塞性卒中的临床治疗可参考《心源性卒中治疗中国专家共识

（2022）》，依据患者的危险分层、特定的发病机制制订相应的治疗方案。

治疗原则包括：①在急性期治疗时间窗内进行静脉溶栓和 / 或血管内治疗，以最大程度地挽救缺血半暗带，减少神经功能残疾；②继而，根据栓塞性卒中的不同病因采取相应的治疗措施，预防卒中的复发，并积极进行神经康复治疗。

急性期治疗如下：

须本着"时间就是大脑（time is brain）"的原则。患者在到达急诊室后 60 分钟内完成脑 CT 等基本评估并开始相应的治疗。应尽量缩短进院至溶栓治疗时间，并酌情适时选择桥接或直接机械取栓，以及抗血小板聚集、抗凝、降脂等治疗。

1. 一般治疗

（1）予以生命体征监测，并维持心脏与呼吸道的功能，以及控制体温、血糖水平等。

（2）密切观察患者心功能和血压的变化，尽早进行超声心动图、长程心脏监护等检查。

2. 静脉溶栓　脑缺血的超早期（治疗时间窗内），通过进行血流再灌注治疗可能使大脑损伤区的缺血性损伤逆转。

（1）对于处于治疗时间窗内的栓塞性卒中患者，可根据其适应证，排除禁忌证和相对禁忌证，充分权衡治疗的获益和风险后进行静脉溶栓。

（2）对于正在使用华法林治疗，但国际标准化比值（international normalized ratio，INR）<1.7 的患者，或正在使用预防剂量低分子肝素的患者，可考虑静脉溶栓治疗。

（3）对于正在使用新型口服抗凝剂（novel oral anticoagulants，NOACs）治疗的患者，应尽量避免静脉溶栓治疗，除非明确其在 48 小时内未曾服用 NOACs，同时实验室检查示其肾功能和凝血指标均正常。

（4）对于正在服用达比加群的患者，可在预先给予拮抗剂，即依达赛珠单抗（idarucizumab）处理后，考虑行静脉溶栓治疗。

（5）对于接受手术（瓣膜手术）或在侵入性检查（冠状动脉造影）过程中发病的患者，可在权衡抗栓和（手术部位）出血风险后，慎重进行静脉溶栓治疗。

（6）感染性心内膜炎患者，应避免静脉溶栓治疗。

3. 血管内介入治疗　血管内机械取栓（mechanical thrombectomy，MT）是目前一线的血管内治疗（endovascular treatment，EVT）方法。

（1）多数情况下推荐采取静脉溶栓 - 血管内 MT 桥接治疗模式，也可视情形（如有静脉溶栓禁忌时）直接 MT。

（2）MT 主要针对距最后正常时间 6~16 小时或 6~24 小时的前循环大血管（颈内动脉、大脑中动脉 M1~M2 段）闭塞患者，治疗目标是达到改良脑梗死溶栓治疗分级（modified thrombolysis in cerebral infarction，mTICI）2b/3 级的再灌注。

（3）动脉溶栓、血管成形术及支架置入术对急性栓塞性卒中的疗效尚不明确，后二者或可作为介入取栓失败的补救治疗。

4. 抗血小板和抗凝治疗

（1）针对不同病因所致心源性栓塞性卒中，可采取相应的抗栓药物治疗，包括抗血小板和抗凝药物。

（2）口服抗血小板药物治疗（如阿司匹林、氯吡格雷）应在溶栓 24 小时后开始选择性使用，使用前应复查头颅 CT。

（3）替罗非班或可作为不符合静脉溶栓者的替代治疗，或可酌情联合静脉溶栓或血管内治疗。

（4）基于栓塞性卒中发生出血转化的风险，即便患者存在抗凝指征（如 AF、瓣膜病），治疗启动或重启时间应视其病情严重程度、急性期梗死灶大小、出血风险高低于发病数天甚至数周后开始，应充分考虑新型口服抗凝剂较华法林起效快、安全性高的特点。

5. 他汀类药物治疗　他汀类药物治疗可在心源性栓塞性卒中发病 72 小时内启动，或可酌情联合静脉溶栓或血管内治疗。

第二节 不同病因的心源性栓塞及相应治疗和预防措施

（一）心房颤动相关心源性栓塞

心房颤动（房颤）的发病率随着年龄的增长而增加。随着人口老龄化的加剧，房颤在心源性卒中中所占的比例越来越大。

抗凝治疗是预防房颤导致继发性卒中的最重要措施。大多数房颤相关的卒中是由左心房或左心耳内瘀滞的血液所形成的血栓栓塞引起的。虽然，房颤的发作一般并无症状，但由于房颤所引发的心源性栓子多数会引起颅内大血管的闭塞，因此，这种卒中常常发病急剧、病情严重。当心率不快时即便是相对短暂的房颤发作也会显著增加人体形成心源性血栓的风险。

许多研究表明，阵发性房颤与永久性房颤有着相近的血栓栓塞风险；而大多数用于转复房颤或控制房颤心室率的药物虽然有助于减轻房颤所引起的相关症状，如心悸、晕厥或晕厥前兆，但并不能实质性地降低卒中的发生风险。在继发性卒中的预防中，需重视在缺血性栓塞事件发生后所检测到的任何时间长度的房颤事件。必要时，也可使用长时程心脏遥测装置或给患者安装可植入式心脏环形记录仪以增加阵发性房颤的检出率。

预防房颤患者发生栓塞性卒中的治疗方案可以基于《心源性卒中治疗中国专家共识（2022）》推荐意见：

1. 对于伴非瓣膜性房颤者 华法林和新型口服抗凝药均可用于卒中的预防，当华法林抗凝强度为 INR 2.0~3.0 时，可有效预防卒中；与华法林比较，亚洲人群中新型口服抗凝药无论在减少卒中还是降低抗凝所致出血风险方面均有更佳效果。

2. 对于伴瓣膜性房颤者 应长期使用华法林进行抗凝治疗，对于中 - 重度二尖瓣狭窄者不推荐使用新型口服抗凝药，尤其是达比加群。

3. 对于房颤的类型 无论是阵发性、持续性还是永久性，均应基于血栓栓塞的风险选择抗凝治疗。

4. 左心耳手术 介入性左心耳封堵术（WATCHMAN 封堵器）可考虑用于伴有非瓣膜性房颤的高危卒中患者，有长期口服抗凝剂之禁忌；外科房颤消融可应用于同时接受心脏手术者。

5. 对于大多数伴房颤的缺血性卒中患者（尤其是非瓣膜性房颤），可根据梗死灶大小、美国国立卫生研究院卒中量表（National Institute of Health stroke scale，NIHSS）评分、CHA_2DS_2-VASc 评分以及 HAS-BLED 评分选择性地口服抗凝剂治疗（图 8-1），低出血风险者在发病 2~14 天内启动，高出血风险者则延至 14 天后启动；

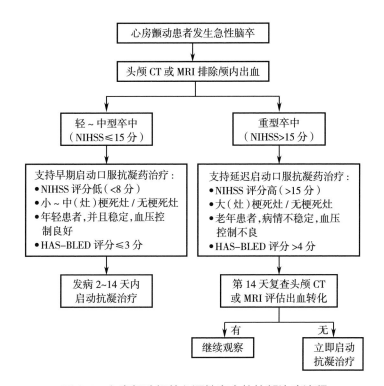

图 8-1 心房颤动相关心源性卒中的抗凝治疗流程

小（灶）梗死：病变直径≤1.5cm；中（灶）梗死：病变≤1/3 动脉（大脑前动脉、大脑中动脉或大脑后动脉）供血区域；大（灶）梗死 / 多发梗死灶：前循环病变累及整个动脉（如大脑中动脉）供血区或 >1/3 大脑半球，或 >1 个动脉供血区域；或后循环病变（脑干或小脑）直径≥1.5cm。

6. 使用华法林时，理想的预测治疗（目标）范围内的时间百分比（time within therapeutic range，TTR）需要 >65%，心房颤动的抗凝适应药物评估（SAMe-TT$_2$R$_2$ 评分）（表 8-2）有助于指导临床决策，0~2 分者可预测华法林反应良好；≥3 分者则可预测华法林反应不佳，宜换用新型口服抗凝药。

表 8-2 SAMe-TT$_2$R$_2$ 评分

首字母缩写	危险因素	计分
S	女性	1
A	年龄 <60 岁	1
Me	既往史（超过以下两项：高血压、糖尿病、心肌梗死、外周动脉病、充血性心力衰竭、卒中史、肺病、肝病或肾病）	1
T^a	相互作用的药物（如胺碘酮）	1
T^b	2 年内吸烟	2
R	非白种人	2

注：S 为性别；A 为年龄；Me 为病史；T^a 为治疗；T^b 为抽烟；R 为种族；总分为 8 分；0~2 分，对华法林反应良好（TTR>65%）；≥3 分，提示患者难以通过华法林治疗获得良好的 TTR 目标，需要进一步加强健康教育 / 咨询、更规律地进行 INR 检测和临床评估或者使用新型口服抗凝剂。

（二）心力衰竭相关心源性栓塞

心力衰竭（心衰）患者由于心室壁的普遍或局域性运动障碍，导致血液瘀滞而形成血栓。在急性心肌梗死所导致的心力衰竭中，由于患者所存在的内皮损伤、炎症更增加了血栓形成的机会。

同时，心力衰竭也是房颤发生的已知危险因素，两者在促进心源性栓塞栓子形成过程具有明显的协同作用。

由此，《心源性卒中治疗中国专家共识（2022）》推荐意见：

1. 在控制心衰的基础上，可视情形给予抗血小板或抗凝治疗。

2. 对于同时合并心房颤动的患者，推荐首选单次服用且高剂量的新型口服抗凝药。

（三）急性冠脉综合征相关心源性栓塞

在急性冠脉综合征发生后（特别是在发病后的 2~11 天），患者的心室壁节段性运动异常、室壁瘤、内皮损伤及炎症，以及各类心律失常，尤其是新发的心房颤动，都促进了左心室内附壁血栓的形成。当附壁血栓脱落后，会造成脑血管的栓塞，引起相应支配区域的缺血性卒中。而患者发生急性冠脉综合征时，通常会伴有高凝状态，这会更加促进血栓的形成和发展。

对于急性冠脉综合征后出现缺血性卒中的患者，应在积极控制高血压、糖尿病、高脂血症、肥胖、代谢综合征、阻塞性睡眠呼吸暂停、吸烟和缺乏身体运动等危险因素的基础上，积极进行抗栓治疗。《心源性卒中治疗中国专家共识（2022）》推荐意见：

1. 缺血性卒中患者在出现以下情况时，为减少卒中发生或复发风险，应给予华法林抗凝治疗（目标 INR 值为 2.5；范围：2.0~3.0）3 个月。

（1）急性心肌梗死伴左室附壁血栓形成。

（2）急性前壁 STEMI，并无左室附壁血栓形成，但左室射血分数 <40%，亦可针对上述情形中不能耐受华法林者，改用阿哌沙班、低分子肝素、达比加群或利伐沙班替代治疗。

2. 介入及手术治疗的急性冠脉综合征患者　包括经皮冠状动脉介入治疗（percutaneous coronary intervention，PCI）或冠状动脉旁路移植术（coronary artery bypass grafting，CABG），随后视情形给予标准三联治疗（华法林、阿司匹林和氯吡格雷）或两联（新型口服抗凝药和阿司匹林或氯吡格雷）治疗，亦可选用利伐沙班替代华法林，替格瑞洛代替氯吡格雷，但需注意观察替格瑞洛所致的出血风险。

（四）卵圆孔未闭相关心源性栓塞

通常认为，卵圆孔未闭主要通过反常栓塞机制造成血栓的栓塞，即在慢性或短暂性右心房压力高于左心房压力时（如 Valsalva 动作结束时、咳嗽、打喷嚏、背负重物、睡眠呼吸暂停等），来自下肢深静脉或盆腔静脉的血栓、手术或外伤后形成的脂肪栓子、潜水病或减压病所致的空气栓子等，经过未闭的卵圆孔进入动脉循环而引发脑血管栓塞事件。

但截至目前，虽然卵圆孔未闭被认为是栓塞性卒中（尤其是在青年卒中，年龄 <50 岁）的常见危险因素，但研究结果仍尚不能确定卵圆孔未闭与卒中发生乃至复发的确切关系。由此，对于卵圆孔未闭相关心源性栓塞性卒中的治疗方案也尚未明确。借鉴国内外的多项研究，《心源性卒中治疗中国专家共识（2022）》的推荐意见如下：

1. 可选择抗栓治疗和 / 或 PFO 封堵术，抗栓治疗一般首选抗血小板（阿司匹林或氯吡格雷）治疗，对伴深静脉血栓形成者则可有条件地给予抗凝（华法林或新型口服抗凝药）治疗。

2. 不推荐在初次栓塞事件发生后无选择性地封堵 PFO。

3. PFO 封堵术适用于伴有高右向左分流（right-to-left shunt，RLS）的年轻患者，且应在具有以下因素时：

（1）首次栓塞发作后头颅 MRI 显示≥1 个既往的（皮质）梗死灶；存在 PFO 的解剖学高危因素，包括伴有房间隔瘤（atrial septal aneurysm，ASA）、大 PFO（>20 个气泡或 PFO 直径≥4mm）、伴有希阿里网（Chiari network）、伴有 Eustachian 瓣、房间隔活动过度或静息状态下 PFO 存在 RLS。

（2）在首次栓塞事件发生后使用抗血小板药物或充分抗凝治疗后仍复发栓塞者。

（3）不限于单根脑深穿支动脉病变的缺血性卒中。

4. 封堵时建议使用 Amplatzer 双盘封堵器，术后采取长期抗血小板或抗凝治疗。

（五）感染性心内膜炎相关心源性栓塞

在感染性心内膜炎所引发的卒中里，栓塞性卒中占 70%，出血性卒中占 30%。其发病机制比较复杂，一般认为：首先，在受损的心瓣膜内膜上发生非细菌性血栓性心内膜炎，随后，在瓣膜内皮损伤处聚集的血小板形成赘生物。当患者出现菌血症时，血液中的细菌可黏附于赘生物并在其中繁殖。而赘生物脱落后，随即形成游离栓子，经肺循环或体循环到达相应器官，引发梗死。进入颅内的感染性栓子可以引起相应动脉的炎症反应，继而造成脓肿及颅内出血。因此，抗生素治疗对于感染性心内膜炎的预后至关重要。

关于感染性心内膜炎的抗栓治疗，由于相关的高等级研究证据较少，并且抗栓治疗所致相关出血风险研究的结果并不统一，故目前预防感染性心内膜炎引发栓塞性卒中的抗凝治疗的启动及维持方案尚不明确。《心源性卒中治疗中国专家共识（2022）》的推荐意见如下：

1. 抗生素治疗　应尽快给予有效的抗生素治疗，以降低栓塞并发症的死亡率和发病率。

2. 抗凝治疗　建议根据患者的具体情况（自体还是人工瓣膜发病、赘生物的大小及其位置、病原体的毒性、梗死灶大小、有无出血转化或真菌性动脉瘤），决定是否启动抗凝治疗。

3. 心脏手术

（1）对于无症状性脑栓塞或 TIA 术后病情恶化者，存在手术指征时应及时手术治疗。

（2）缺血性卒中并非手术禁忌证，但对于何时进行尚有争议，建议应早期手术，除非判断其预后很差。

（3）出血性卒中应推迟至少 1 个月后手术。

（4）严重神经系统症状的患者如血流动力学稳定，应推迟手术至少 4 周，或等到神经系统症状改善再行手术。

4. 颅内感染性动脉瘤若有增大或破裂迹象，应先利用神经外科手术或血管内治疗处理动脉瘤。

（六）风湿性心脏病相关心源性栓塞

风湿性心脏病（rheumatic heart disease，RHD）主要累及二尖瓣（少数为主动脉瓣），是引起二尖瓣狭窄发生的首位病因，发生心源性栓塞性卒中的风险很高，且常并发房颤、心衰、心肌梗死和肾脏疾病。《心源性卒中治疗中国专家共识（2022）》推荐：

1. 对于有风湿性二尖瓣疾病和房颤的栓塞性卒中患者，推荐长期抗凝治疗，包括华法林、新型口服抗凝药（中～重度二尖瓣狭窄者除外）。

2. 对于伴中 - 重度二尖瓣狭窄者，建议长期华法林治疗（目标 INR 值为 2.5；范围：2.0~3.0）。

3. 在足量华法林治疗的基础上，可考虑联合阿司匹林治疗。

（七）人工心脏瓣膜相关心源性栓塞

机械瓣膜相关卒中的发病风险高，需进行终身抗凝治疗；而生物瓣膜具有较低的血栓栓塞风险，目前尚无数据支持生物瓣膜患者需要长期使用抗凝药物。《心源性卒中治疗中国专家共识（2022）》的推荐意见如下：

1. 机械瓣膜推荐终生口服华法林，新型口服抗凝药禁用于机械瓣膜患者，尤其是达比加群；生物瓣膜推荐长期使用阿司匹林。

2. 对于曾发生缺血性卒中的机械瓣置换患者，主动脉机械瓣的 INR 目标值为 2.5（范围 2.0~3.0），如有栓塞事件危险因素（如房颤、左心室功能障碍或高凝状态等），INR 目标值可上调至 3.0（范围 2.5~3.5）；二尖瓣机械瓣的 INR 目标值为 3.0（范围 2.5~3.5）。如出现栓塞事件，且出血风险不高，可添加低剂量阿司匹林（75~100mg/d）治疗。

3. 对于曾发生过缺血性卒中的生物瓣置换患者，给予 3~6 个月的华法林，INR 目标值为 2.5（范围 2.0~3.0），随后可长期口服低剂量阿司匹林（75~100mg/d）。

（八）扩张型心肌病相关心源性栓塞

对于扩张型心肌病（dilated cardiomyopathy，DCM）的栓塞性卒中患者抗凝治疗的选择，取决于患者是否存在房性心律失常。如伴有房颤，则需要华法林治疗；而窦性心律的心肌病患者的抗凝治疗仍有争议。《心源性卒中治疗中国专家共识（2022）》的推荐意见如下：

1. 对于已有附壁血栓形成和栓塞性卒中并发症的扩张型心肌病患者，应予长期抗凝治疗，口服华法林至少 3 个月，需调节剂量使 INR 保持在 1.8~2.5，或使用新型口服抗凝药（如达比加群、利伐沙班等）。

2. 对于窦性心律的扩张型心肌病患者（左室射血分数≤35%），且无左房或左室血栓证据时，在发生缺血性卒中后应注意观察出血风险，视情形个体化地采用华法林、新型口服抗凝药（阿哌沙班、达比加群或利伐沙班），或抗血小板治疗。

（九）主动脉弓动脉粥样硬化相关心源性栓塞

目前，针对主动脉弓动脉粥样硬化（aortic arch atherosclerosis，AAA）的治疗主要是控制动脉粥样硬化危险因素，给予强化他汀降脂治疗，目标低密度脂蛋白（LDL-C）<1.8mmol/L，并同时进行抗血小板治疗。

（丁则昱　刘杰昕）

推荐阅读 ● ● ●

1. 中华医学会老年医学分会老年神经病学组，心源性卒中诊断中国专家共识撰写组. 心源性卒中诊断中国专家共识（2020）［J］. 中华老年医学杂志，2020，39（12）：1369-1378.

2. 中华医学会老年医学分会老年神经病学组，北京神经科学学会血管神经病学专业委员会，心源性卒中治疗中国专家共识组. 心源性卒中治疗中国专家共识（2022）［J］. 中华医学杂志，2022，102（11）：760-773.

3. SACCHETTI D C，FURIE K L，YAGHI S. Cardioembolic stroke：mechanisms and therapeutics［J］. Seminars in Neurology，2017，37（3）：326-338.

4. KAMEL H，HEALEY J S. Cardioembolic stroke［J］. Circulation Research，2017，120（3）：514-526.

5. CHUGH S S，HAVMOELLER R，NARAYANAN K，et al. Worldwide epidemiology of atrial fibrillation a global burden of disease 2010 study［J］. Circulation，2014，129（8）：837-847.

6. SARIC M，ARMOUR A C，ARNAOUT M S，et al. Guidelines for the use of echocardiography in the evaluation of a cardiac source of embolism［J］. Journal of the American Society of Echocardiography，2016，29（1）：1-42.

7. JANUARY C T，WANN L S，CALKINS H，et al. 2019 AHA/ACC/HRS Focused Update of the 2014 AHA/ACC/HRS Guideline for the management of patients with atrial fibrillation：a report of the American College of Cardiology/American Heart Association Task Force on Clinical Practice Guidelines and the Heart Rhythm Society in Collaboration With the Society of Thoracic Surgeons［J］. Circulation，2019，140（2）：e125-e151.

8. DOEHNER W，BOHM M，BORIANI G，et al. Interaction of heart failure and stroke：A clinical consensus statement of the ESC Council on Stroke，the Heart Failure Association（HFA）and the ESC Working Group on Thrombosis［J］. Eur J Heart Fail，2023，25（12）：2107-2129.

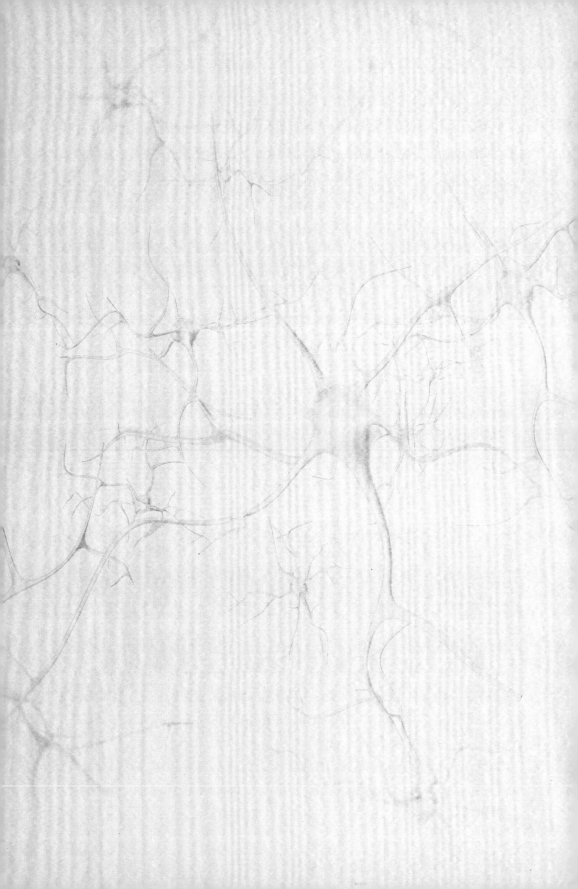

第九章

卒中后心血管并发症

【概述】

全世界每年有大量患者因卒中死亡。据世界卫生组织（World Health Organization，WHO）的统计数据，每年全球有超过 600 万人死于卒中，近乎占据了所有死亡原因的 12%。而这其中约 1/5 的死亡是由于卒中引发的心血管事件所造成的，也就是说，严重的脑血管事件每年可造成超过 100 万例的心血管死亡事件，并且还明显增加了与卒中相关的非致死性心血管并发症。

卒中后心血管并发症（post-stroke cardiovascular complications）是由卒中诱导的心脏损害（stroke-induced cardiac injury）所造成的，也称为"卒中心脏综合征"。主要分为 5 类：

1. 卒中后的缺血性及非缺血性急性心肌损伤，表现为肌钙蛋白（cTn）的升高，通常无症状。

2. 卒中后的急性心肌梗死。

3. 卒中后的左室功能不全、心力衰竭、应激性心肌病。

4. 卒中后的心电图变化及心律失常，包括卒中后房颤。

5. 卒中后神经源性心脏猝死。

卒中诱导的心脏损害是一个十分复杂的病理生理学过程。这种心脏损害以卒中引发的自主神经功能障碍，以及持久、异常的炎症反应为基础，造成既往具有或无心脏基础疾病的患者出现广泛的急性 / 慢性心脏结构、功能和心肌分子信号学的病理变化。

脑卒中后，脾脏以及其他脏器大量释放单核细胞和中性粒细胞，并影响着淋巴细胞的生成。这个过程与卒中诱导的心脏损害息息相关。虽然，其内在的详细机制目前尚不十分清楚，但脾脏的自主神经控制功能受损有可能是其中最重要的原因。研究证明，提高交感神经的兴奋性可以增强脾脏产生的炎症反应，而提高迷走神经的张力则可引起相反的结果。因此，卒中后血浆儿茶酚胺水平的激增有可能就是上述病理过程发生的扳机点。

【临床表现】

卒中后的 1 年内，大约有 9% 的患者会发生心血管并发症，如急性心肌梗死、心衰、新发的冠状动脉疾病、严重室性心律失常，以及心血管死亡等。

（一）脑卒中后肌钙蛋白（cTn）的升高

患者 cTn 水平的升高提示患者存在着缺血性或非缺血性的急性心肌损伤。国际上，目前的临床指南已建议在急性缺血性卒中患者入院时进行心脏生物标志物，特别是 cTn 的检查（Ⅰ类推荐）。因为在卒中患者中及时发现心肌损害的征象，对于及时采取必要的措施以改变疾病的预后有着重要的意义。

使用最新的高敏感检测方法，可发现 30%~60% 的脑卒中患者存在 cTn 的升高，但与典型的急性冠脉综合征患者相比，绝大多数急性卒中患者 cTn 的升高并不伴有典型的急性冠脉综合征的症状（如胸痛、呼吸困难等），但可有明确的心电图心肌缺血性改变（如 ST 段抬高）和 / 或超声心动图的异常（如左室壁运动减弱）。

临床上，cTn 的升高最常见于老年患者及原有心脏疾患的患者中（如心衰和冠心病患者）。同时，卒中后的心肌损伤与卒中的严重程度和病变部位也密切相关，特别是在与中枢神经网络联系密切的右前岛叶皮质发生的卒中事件与卒中后急性心肌损伤更加相关。同时，cTn 升高的程度与患者临床病情的严重程度、心肺并发症的发生，以及不良预后也密切相关。在卒中后，一般还可以用 cTn 升高的幅度及升高持续的时间长短来判断真性冠状动脉缺血性损伤（如急性心肌梗死）和非缺血性心肌损伤（如炎症）。患者 cTn 水平上升得越高，则急性心肌梗死的可能性就越大。而在约 85% 的卒中患者中，cTn 会持续升高，提示慢性心肌损伤。与慢性心肌损伤相比，急性心肌梗死的短期死亡率更高。对 cTn 水平明显升高的急性缺血性卒中患者所进行的冠状动脉造影显示，只有约 25% 的患者发现了冠状动脉罪犯血管，而大多数患者并未发现显著冠状动脉阻塞性病变。

（二）脑卒中后急性心肌梗死

对于脑卒中后急性心肌梗死的诊断，必须具备至少以下 1 项的临床证据：

1. 急性冠脉综合征的症状。

2. 明确的心电图心肌缺血性改变。

3. 心脏影像学检查中发现新发的缺血性局部室壁运动异常。

4. 冠状动脉造影发现急性冠状动脉血栓形成。

卒中后急性心肌梗死及其他急性冠脉综合征非常常见。在既往无心血管疾病的急性缺血性卒中患者中，1 年内约有 3% 的患者发生急性心肌梗死。而住院期内所发生的缺血性卒中后急性心肌梗死可使住院期间及出院后 1 年的死亡风险增加 1 倍。患者脑出血后发生住院期间急性心肌梗死的风险约为 0.3%，并可使院内死亡风险增加 63% 左右。在蛛网膜下腔出血患者的临床研究和尸检研究中同样也发现，卒中后急性冠脉综合征的发生与死亡风险增加相关。

（三）卒中后左室功能障碍、心力衰竭和应激性心肌病

卒中后的心血管并发症并不局限于急性冠脉事件。在急性缺血性卒中、脑出血、蛛网膜下腔出血的卒中动物模型中，卒中可以引发左室功能障碍已经得到了一致性的证实。并且，左室射血分数的降低和舒张功能的减退已在所有类型的卒中中有了广泛的临床报道。虽然，左室功能障碍的发生不一定伴随 cTn 升高，但 cTn 的升高却总与左室射血分数的降低、室壁运动异常的发生相关，同时，左室功能的减退也增加了卒中患者住院期间的死亡风险。现已证实 N 末端 B 型利钠肽前体（N-terminal pro-B-type natriuretic peptide，NT-proBNP）的升高程度与脑卒中严重程度、缺血性脑卒中后心血管事件和死亡风险的增加相关。

心力衰竭是左室功能受损最常见的临床表现。在无心血管既往病史的急性缺血性卒中患者中，近 5% 的患者可在住院期间发生心力衰竭，而其中只有 1/3 的心力衰竭是由于卒中后的急性心肌梗死所造成。

应激性心肌病是一种独特的心功能衰竭，在强烈的情绪和身体压力负

荷下，由于脑 - 心交互作用异常而导致的急性心功能障碍。患者出现一过性左室功能障碍，虽心功能通常可以在病后的 1~6 个月内得到一定改善，但恢复缓慢。继发于卒中的应激性心肌病患者预后不良，应当进行早期的积极筛查。

（四）卒中后的心电变化

1. 心电图变化　卒中后，急性心电图的异常非常常见，包括：ST 段抬高、ST 段压低、非特异性 ST-T 改变、QT 间期延长、T 波倒置、T 波形态异常、束支传导阻滞，以及病理性 Q 波，等等。在除外已有的心脏疾病后，约 32% 的急性缺血性卒中患者、46% 的脑出血患者和 75% 的蛛网膜下腔出血患者均会出现心电图的变化。并且，在卒中后 cTn 升高的患者中，心电图改变则更为常见。

2. 心房颤动　卒中后，新发房颤的风险也明显增加。卒中后房颤的检出率在很大程度上取决于心电监测的持续时间，尤其对于隐源性卒中患者，延长心电监测时间，可明显提高房颤的检出率。研究证明，使用长时程连续心脏监测装置，可在约 1/4 的急性缺血性卒中及短暂性脑缺血发作（transient ischemic attack，TIA）患者中检出新发房颤。

在临床实践和研究中，目前经常使用卒中后检测出的房颤"atrial fibrillation detected after stroke（AFDAS）"这个的概念来描述那些在卒中后才被检出的（或诊断出的）房颤。该定义覆盖范围广泛，包括所有类型的房颤（阵发性、持续性或永久性）；也包括卒中前存在但未发现或未被诊断的房颤，以及卒中发生前后或之后不久出现的新发性房颤。就病因而言，AFDAS 包括心源性（原发）、神经源性（继发）和混合性。由于卒中患者发生的神经源性心律失常所引起的左房心肌结构改变可能是卒中后房颤发生的重要病理学基础，因此，大多数 AFDAS 具有神经源性病理生理机制。

（五）卒中后的心脏猝死

尽管神经源性心脏性猝死的概念早已被医学界所认识，但是，在多数情况下由于缺乏尸检的研究及突发事件期间能够及时获得的心电图记录，确定突然死亡患者的实际死亡原因往往极具挑战性。因此，由急性卒中造成的心脏性猝死的诊断也只有在完成全面而细致的尸检（包括大脑、心脏）后才能明确。

临床上，卒中所引发的猝死在神经源性猝死中占据了很大的比例，而其中更以脑出血或蛛网膜下腔出血为显著。对于引发卒中后的心源性猝死的潜在机制，现有研究认为，卒中造成交感神经过度兴奋，造成了心肌及心脏电传导系统的严重异常（神经心脏源性损伤），进而导致死亡。

【辅助检查】

（一）心肌标志物

新发卒中患者的 cTn 检查对于及时发现心肌损害、判断疾病的预后至关重要。同时，对于 cTn 升高患者的持续 cTn 动态监测也可作为评价心肌损害恢复的客观依据。

（二）N 末端 B 型利钠肽前体（NT-proBNP）

N 末端 B 型利钠肽前体检测水平的升高不仅可以反映患者心功能的情况，也可以反映脑卒中的严重程度，并能预警脑卒中后心血管事件和死亡风险的增加。

（三）心电图

普通心电图的检查可发现，如 ST 段抬高、ST 段压低、非特异性 ST-T 改变、QT 间期延长、T 波倒置、T 波形态异常、束支传导阻滞等心肌梗死及心肌损害的证据。

卒中后，房颤的出现提示着心房心肌结构及心功能的改变，同时也提示使用新型口服抗凝药物的必要性。由于房颤的检出率与心电监测的持续时间密切相关，因此适当延长心电监测时间（如 7~14 天），可显著提升房颤的阳性检出率。

（四）超声心动图

超声心动图可列为卒中后患者的常规心脏检查项目，能够简单、较为准确地评估患者的心功能情况，并能够发现新出现的心脏缺血性局部室壁运动异常。

（五）冠状动脉增强 CT 检查及冠状动脉造影

酌情选取冠状动脉增强 CT 检查及冠状动脉造影，可发现急性冠状动脉血栓形成，是急性心肌梗死及其他急性冠脉综合征明确诊断的必要手段。

【诊断】

急性缺血性卒中、急性脑出血及蛛网膜下腔出血后 30 天内所出现的心血管事件均称为卒中后心血管并发症，即所谓的卒中心脏综合征。这些心血管事件包括：心肌标志物的升高、脑卒中后急性心肌梗死、左室功能障碍、心功能衰竭、应激性心肌病、神经源性心脏猝死、心电图的改变及卒中后房颤的发生。

【治疗】

（一）脑卒中后肌钙蛋白升高及急性冠脉综合征

目前，国内外的相关临床指南尚缺乏对于脑卒中患者无症状 cTn 升高评估、治疗及随访的标准化策略，一般仅建议进行相应的心脏检查，包括：常规心电图、24 小时动态心电图和超声心动图。这些心脏的常规检查是分析心肌损伤病理生理学原因的基础，也是进一步进行后续相关特殊检查、治疗的先决步骤。

对于合并冠状动脉缺血的卒中患者，应采取相应积极的治疗措施。如病情危重或具有高出血风险，理论上只能采用保守的治疗策略，包括疾病的二级预防等。但是，对于有介入检查及治疗必要性及条件的患者，在卒中后早期进行冠状动脉造影是可行及安全的，同时使用药物洗脱球囊进行狭窄病变扩张替代支架植入，也可以缩短双联强化抗血小板治疗疗程以降低治疗相关出血的风险。对于凝血功能障碍的卒中后心肌损伤患者（如癌症相关的血栓形成），可考虑试用低分子肝素进行相应的抗凝治疗。

伴有 cTn 升高的脑卒中患者预后不良，在急性期后需要仔细进行心脏随访。

（二）脑卒中后房颤

虽然，急性缺血性卒中后房颤患者不一定伴有明显的结构性心脏病及较多的心血管合并症，而且患者的 $CHA_2DS_2\text{-}VASc$ 评分一般较低，但对于该类患者都应予以口服抗凝药物进行卒中的二级预防治疗。

（三）其他

对于诸如卒中后左室功能障碍、心功能衰竭、应激性心肌病等心血管并发症，在明确诊断的基础上，可依照相关心血管治疗指南采取积极的临床应对措施进行处理。

而对于卒中患者，积极进行心电、心功能及心肌酶及相关生物标志物的监测，可能是防止卒中后神经源性猝死发生的一条唯一的解决策略。

（刘杰昕）

推荐阅读 ● ● ●

1. PROSSER J，MACGREGOR L，LEES K R，et al. Predictors of early cardiac morbidity and mortality after ischemic stroke［J］. Stroke，2007，38（8）：2295-2302.

2. SPOSATO L A，LAM M，ALLEN B，et al. First-ever ischemic stroke and increased risk of incident heart disease in older adults［J］. Neurology，2020，94（15）：e1559-e1570.

3. SCHEITZ J F，NOLTE C H，DOEHNER W，et al. Stroke-heart syndrome：clinical presentation and underlying mechanisms［J］. Lancet Neurol，2018，17（12）：1109-1120.

4. POWERS W J，RABINSTEIN A A，ACKERSON T，et al. 2018 Guidelines for the early management of patients with acute ischemic stroke：a guideline for healthcare professionals from the American Heart Association/American Stroke Association［J］. Stroke，2018，49（3）：e46-e110.

5. MCCARTHY C P，RABER I，CHAPMAN A R，et al. Myocardial injury in the era of high-sensitivity cardiac troponin assays：a practical approach for clinicians［J］. JAMA Cardiol，2019，4（10）：1034-1042.

6. GERNER S T，AUERBECK K，SPRUGEL M I，et al. Peak troponin I levels are associated with functional outcome in intracerebral hemorrhage［J］. Cerebrovasc Dis，2018，46（1-2）：72-81.

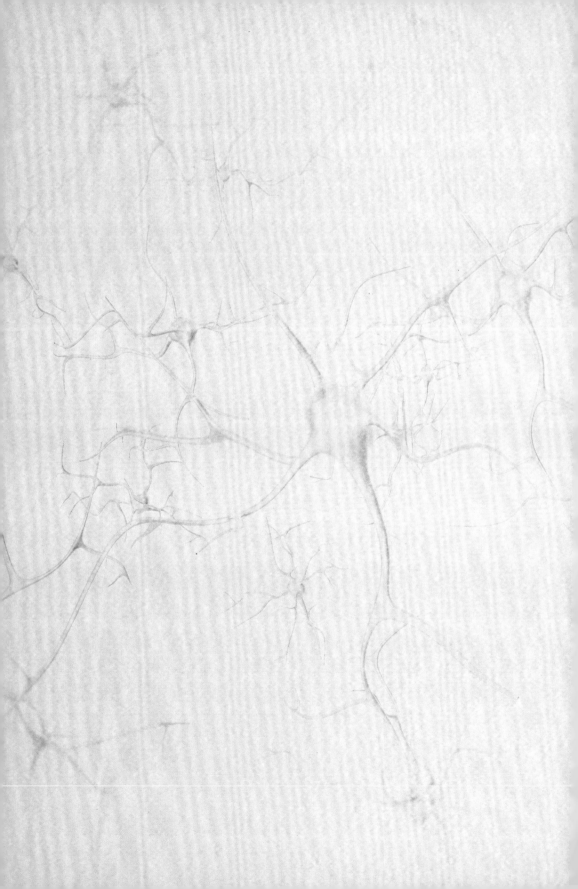

第十章

神经心脏病学特殊检查

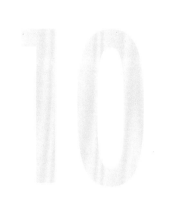

<h1 style="text-align:center">第一节　无创血流动力学监测</h1>

血流动力学监测（hemodynamic monitoring）是评价循环系统功能的重要方法，即对心脏、血管、血液，以及组织的氧供和氧耗等方面的功能指标进行连续的记录及分析，为临床的诊断及治疗提供有力的数据支持。同时，中枢自主神经对于循环系统的控制也表现在人体血流动力学时时刻刻的变化中。因此，连续记录血流动力学指标的变化，通过计算也可以逆向评判中枢神经系统对于心血管系统的控制能力，如心血管变异性分析、压力反射敏感度等。

目前，临床上所使用的连续血流动力学的监测可分为两类：有创血流动力学监测（invasive hemodynamic monitoring）及无创血流动力学监测（non-invasive hemodynamic monitoring）。

有创血流动力学监测包括：连续动脉压（continuous arterial pressure）监测、中心静脉压（central venous pressure，CVP）监测、连续心功能监测（Swan-Ganz 漂浮导管：进行右房压、右室压、肺动脉压、肺动脉楔压、心输出量等测定）等。当今，有创血流动力学监测已广泛用于临床，尤其是在危、重症患者的抢救过程中，可以准确地指导心功能衰竭等患者的治疗、血管活性药物的使用，但由于有创血流动力学测定存在明确的操作风险、对于患者的损伤，以及相关设备和耗材费用昂贵等原因，还是造成了其临床应用的较大局限性。虽然，新近出现的基于周围动脉压力波形的心输出量分析技术和基于经食管多普勒监测的心输出量分析技术等微创或低创伤性血流动力学监测技术（less-invasive techniques）已逐渐用于临床，但这些有创监测技术也难以避免损伤、出血、感染等并发症的发生。

无创血流动力学监测技术一直是医学工程学的研究热点。一经问世，其无可替代的优势随即受到了临床医学、航空航天医学等领域的强烈关注。由于无创技术无须对患者进行血管穿刺、留置导管等操作，因此可以有效避免有创监测设备可能带来的各种并发症。但如何尽可能地提高无创监测数据的准确性及测量精度也一直是一个世界性的研究难点。

无创连续血流动力学监测所依据的原理多种多样，大致可包括：①使用压力指套的容积钳（volume clamp）测定法；②生物阻抗（bioimpedance）法；③二氧化碳（CO_2）再吸入法；④脉搏波传输时间（pulse wave transit time）等。

一、指动脉的容积钳方法

临床上，由于指动脉容积钳方法的连续血流动力学监测设备不仅可以测量连续无创血压，还可以持续监测心输出量和前负荷的变化，故最为常用。更重要的是，与常规肱动脉血压测量仪相比，这种方法可以更准确地计算人体收缩压和舒张压的变化。

使用容积钳法对动脉压力的监测方法基于"无负荷动脉壁（unloaded arterial wall）"的原理，由生理学家 Jan Penaz 于 1973 年首先开发并用于实践。监测时，将仪器所配置的动脉压力指套置于被试者手指的第二指骨处，采集连续的指动脉压力波。如图 10-1。

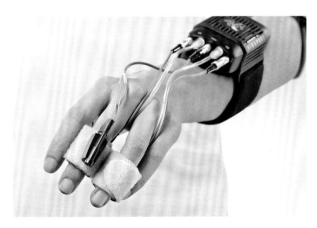

图 10-1 动脉压力指套和血压仪的腕部装置

开启监测后，动脉压力指套的柔性气囊会紧密缠裹手指，并充气。当充气至指套气囊内压力与指动脉的血管内压力（动脉压）平衡时，血管的跨壁压力等于零，此时的指动脉壁就被定义为：处于"无负荷"状态。随着左心室连续不断的收缩，指动脉也源源不断地接受着由心脏逐搏送来的血液而引起其容积的不断变化。此时，镶嵌在指套内由红外光源和光探测器所组成的光电体积描记仪会连续精准地测量指动脉搏动时所造成的动脉血管容积的连续变化，并将该变化以电信号的形式实时输入至设备内的高速伺服控制系统。与此相对应，伺服系统则通过迅速自动调整指套气囊内的压力，抵消由于动脉内压力的变化而引起的血管容积改变，使动脉壁始终保持在"无负荷"状态，即保持指动脉血管容积的恒定，并且维持指动脉的部分开放状态。在此过程中，设备所记录下的指动脉气囊内压力的连续、瞬时变化即被视为逐搏（beat-to-beat）动脉压力的变化，并由监测仪报告为动脉收缩压值。如图 10-2 所示。

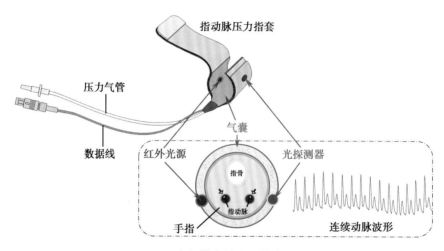

图 10-2　容积钳方法所用指套的示意

1986 年，基于这一原理而开发出的无创血压监测装置 Finapres（Ohmeda Monitoring Systems，USA）投入市场，标志着医学监测技术向前迈出了十分重要的一步。该装置在各种医疗场景中，特别是在重症监护、麻醉和心血管研究中显示出了独特的优势。其后，又有 Finometer、Portapres、Finometer NOVA（FMS）等产品相继出现。目前，容积钳方法最经典的设备有：Finapres®NOVA，以及国产无创连续血压测量仪 FMS-8 系列，如图 10-3。

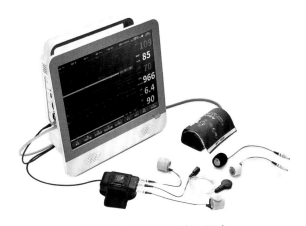

图 10-3　连续逐搏血压设备

基于指动脉容积钳方法几乎可以计算出全部的血流动力学参数。首先，使用传递函数的方法，将指动脉压力波形转化成主动脉压力波形，进而获得连续逐搏动脉收缩压（SAP）及舒张压（DAP），并计算其平均动脉压〔MAP，计算公式为 MAP= 舒张压 +1/3（收缩压 - 舒张压）〕。然后，采用 Modelflow（非线性三元模型）方法计算无创逐搏心脏每搏输出量（SV）、心输出量（CO，计算公式为 =SV × HR），以及全身系统血管阻力（SVR，计算公式为 SVR=MAP/CO）。如图 10-4。

不仅如此，由于基于指动脉容积钳方法的无创血流动力学监测设备可以非常准确地测量连续逐搏血压，因此还可以进行心血管变异性分析，获得连续的血压变异以及压力反射敏感度数据。

但该类的监测设备也存在一些临床应用的局限性，包括：①被试者指动脉条件不尽相同，检测信号质量有可能不易把控；②被试者的血压过低、Blue finger 综合征等情况，均可造成检测困难或测量结果不准确；③长时间的连续监测，可造成被试者手指缺血性疼痛；④监测指套过于昂贵，并较容易受损。

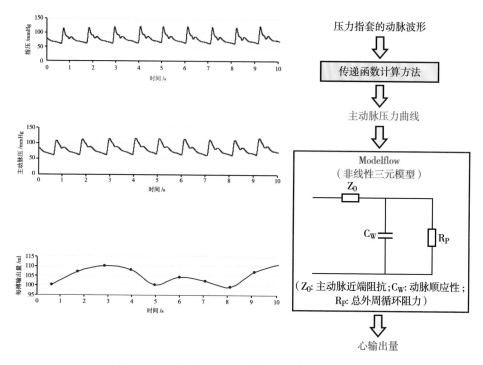

图 10-4　动脉压力波形转换的非线性三元模型

二、胸腔电生物阻抗法

另外一种广泛用于临床的血流动力学监测装置是基于 20 世纪 40 年代俄国科学家创立的物理法则的胸腔电生物阻抗法（thoracic electrical bioimpedance，TEB）监测设备。1966 年首先由美国太空总署（NASA）研制问世，主要用于航天生理研究。之后，随着计算机技术、数字信号滤波技术的发展，使该技术得到了突破性进展，并逐渐进入了临床工作。由于其安全无创、操作简便、准确可靠、重复性好等特点，胸腔电生物阻抗法的血流动力学监测设备多使用于急危重患者的诊疗中。

胸腔电生物阻抗法设备进行血流动力学监测，是通过测量由于主动脉中血液容积变化所导致的胸腔电阻抗变化而实现的。由于电流可以优先通过液体介质（主要包括胸腔内的大血管和心室），因此，通过连续记录心动周期中电阻抗的变化，可以推算出反映心脏的机械收缩以及血流动力学的各项参数。当心脏收缩后，主动脉内的血容量迅速增加，导致电阻抗减小；而当心脏舒张时，主动脉弹性回缩后，电阻抗增大。

监测时，设备通过胸腔两端的发射电极发放（被试者无感的）低强度高频交流电流，然后再通过安置在颈部的检测电极测量电压值的变化，如图 10-5。信号经过放大、处理及计算，可为临床提供多种参数，包括：心率（HR）、血压（BP）、每搏输出量（SV）、每搏输出指数（SI）、心输出量（CO）、心排指数（CI）、外周血管阻力（SVR）、外周血管阻力指数（SVRI），等等。

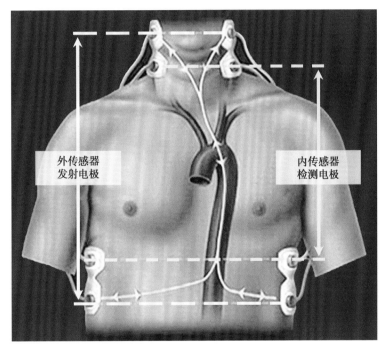

图 10-5　胸腔电生物阻抗法设备工作原理

胸腔电生物阻抗法设备也存在着很多的局限性：①容易受到人体活动的干扰；②难以准确监测到快速、骤然的血流动力学变化；③粘贴电极过多，患者不舒适，影响长时间检测，等等。

目前，无创连续血流动力学监测主要用于：

1. 急危重患者的血流动力学监控，精准评估病情、指导临床治疗。

2. 晕厥、直立性低血压等患者的临床诊断、临床分型，以及发病机制研究。

3. 心脏起搏及心脏同步化治疗的血流动力学评价。

4. 航天航空医学、特种医学的生理学研究。

第二节　基础中枢自主神经评估

中枢自主神经功能的评估主要是基于心血管交感神经及迷走神经功能活动能力的评价。

常用的重要检测设备包括：心电监护仪、无创连续逐搏血压仪、直立倾斜床、24 小时动态血压监测设备等。

评估须在专门的实验室内进行，以详尽分析心血管交感神经及迷走神经的功能活动。由于没有任何一种单一的自主神经功能检测方法可以提供对自主神经系统的全面评估，因此，对于不同的临床问题，可能需要选取多个不同的自主神经功能评测方法。

评测最好安排在正午前安静的环境中进行。房间温度应控制在 21~23℃之间。检测当日，患者须避免吸烟（尼古丁）以及饮用含有咖啡因、茶素，或牛磺酸的饮料；检测前 3 小时起，患者应予禁食。

一、瓦氏动作

瓦氏动作（Valsalva maneuver）的方法：嘱被试者闭住声门用最大力量进行呼气 15 秒，即闭住鼻子和嘴做用力呼气动作，或向一个具有 40mmHg 气体阻力的闭环系统中用力呼气。

试验中，应使用无创逐搏连续血压仪及心电监护仪，进行血流动力学变化的监测，见图 10-6。

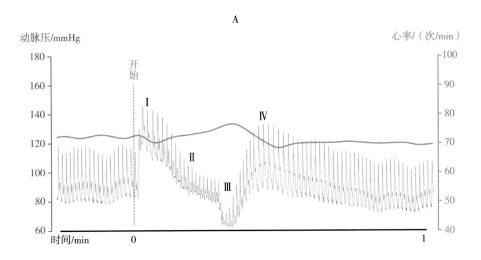

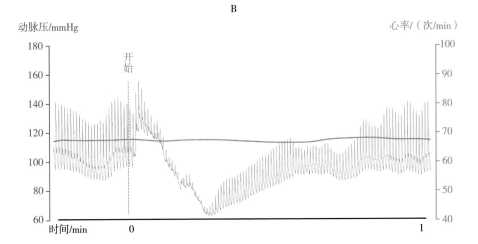

图 10-6 健康个体和自主神经功能衰竭患者的 Valsalva 反应对比

A. 健康个体正常 Valsalva 反应的四个时相。I 阶段：肺部气体充盈压上升，使胸内压升高及每搏输出量短暂增加（机械效应）。II 阶段：最初，由于胸内压的增加和静脉回流下降可以观察到明显的血压下降（II 阶段早期）；交感神经对血管冲动发放的增加，迷走神经对心脏冲动发放的下降（II 阶段后期）。III 阶段：停止加压呼气；血压短暂下降（机械效应，I 阶段的镜像改变）。IV 阶段：胸内压力恢复到负压，静脉回心血量增加；交感神经的缩血管作用引起血压"过度调节"，这同时也证实了自主神经系统保持着对心血管系统的调控。心率下降是迷走神经对心脏的影响。B. 自主神经功能衰竭患者的病理性 Valsalva 反应。缺乏心率上升（II 阶段）以及血压恢复的延迟（IV 阶段）是心血管自主神经支配功能降低的特征性表现。

初始时相（Ⅰ阶段，起始的 2~3 秒），血压由于暂时性左心室充盈增加而略有上升。由于用力呼气使胸腔内压力升高后（Ⅱ阶段），静脉回心血量的急剧下降可造成正常个体的血压降低、心输出量的下降，并通过人体的压力反射引发代偿性心率加快。同时，低血压通过另一种代偿性自主神经的反射活动，即血管交感神经兴奋冲动发放的增加，造成人体的系统血管阻力（总外周血管阻力）的上升。据此，人体通过相应心率的增加以及外周阻力血管的收缩抵抗低血压的发生。当被试者停止用力呼气（Ⅲ阶段）并开始正常呼吸时（Ⅳ阶段），胸腔内过度升高的气体压力骤然降低，此时，可以观察到在心率正常的情况下，血压出现典型的"过度调节"而短暂、快速上升。

在 Valsalva 动作期间血压没有明显升高和心率没有增加时，应考虑为病理性神经源性体位性低血压。相反，在呼气期血压显著下降，可发生于疑为情境性晕厥患者，如在咳嗽、铜管乐器演奏、唱歌和举重时发生的晕厥。

二、深呼吸试验

深呼吸试验的方法：被试者在连续心电及无创逐搏血压设备的监测下进行时长为 1 分钟，频率为 6 次 /min 的深呼吸。

在健康个体中，心率在吸气时加快，呼气时减慢。该现象被称作呼吸性窦性心律不齐，是由心脏副交感神经（迷走神经）所控制的。与此同时，血压、心输出量以及总外周阻力也可以同时观察到类似的起伏现象。这种起伏振荡是由于节律性呼吸活动所导致的胸腔内压变化引发的。在年龄大于50 岁的健康个体中，深呼吸时心率的变化应大于 15 次 /min。而在心血管自主神经功能衰竭的患者中，由于分布于心脏的副交感自主神经纤维的退变，心率的变化在深呼吸时明显减弱甚至完全消失。临床上，通过总外周阻力振荡的减弱，以及血压及心输出量的波动情况，也可对被试者的自主神经功能调控进行相应的评价，如图 10-7。

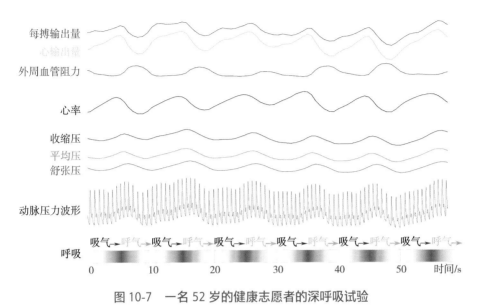

图 10-7　一名 52 岁的健康志愿者的深呼吸试验

测试期间可见心率、血压，以及每搏输出量、心输出量和外周血管阻力等血流动力学参数的规律性起伏变化。

三、24 小时动态血压监测

在日常的临床工作中，24 小时动态血压监测（ambulatory blood pressure monitoring，ABPM）被广泛用于高血压的诊断和评估疗效。然而，对于有自主神经功能衰竭患者来说，ABPM 的"非杓型"高血压或甚至"反杓型"高血压改变更与诊断、治疗和预后密切相关。对于这些患者，ABPM 可用来评估夜间高血压、餐后低血压、运动和药物所引起的低血压以及监测抗高血压治疗的副作用，并还可能发现其他疾病，如睡眠呼吸暂停。同时，ABPM 可以检测到日常生活中不易察觉的直立性低血压。在自主神经功能衰竭患者中，直立性低血压时常与夜间"非杓型"甚至"反杓型"血压相关联，见图 10-8。

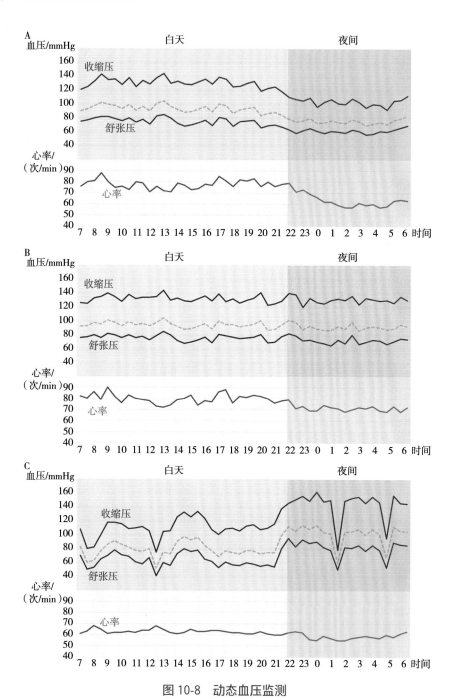

图 10-8 动态血压监测

A. "杓型"，夜间血压较日间血压下降 >10%；B. "非杓型"，夜间血压较日间血压下降 <10%；C. "反杓型"，夜间血压较日间血压升高，同时在清晨、午餐后及夜间起夜如厕时，可见明显的低血压。

第三节　心率变异性分析及压力反射敏感性

心血管系统的功能每时每刻都处于中枢自主神经，即交感神经和迷走神经的直接控制之下。在解剖上，交感神经和迷走神经从脑干延髓分布至心脏和外周动脉。增加迷走神经的张力可以减慢心率（heart rate，HR）、减弱心脏收缩力、降低每搏输出量（stroke volume，SV）；而提高交感神经兴奋性可以增加心率、提高每搏输出量，同时外周动脉末梢的交感神经兴奋还会增加系统血管阻力（system vascular resistance，SVR）。依此，中枢自主神经系统随时随刻动态调节着心率，以及每搏输出量和系统血管阻力，维持着人体血压的稳定。与此同时，血压的变化也实时会被全身的压力感受器所感知，进而通过激活压力反射机制来反馈调整中枢自主神经调节信号的发放。

鉴于中枢自主神经的生物学特殊性，目前在临床实践中尚无法对其进行直接测量以及相应功能的评估。因此，当前所有的中枢自主神经功能评估都是间接的，即通过监测中枢自主神经所控制的心率、血压的变化情况，以及心率与血压的对应关系间接评价出其功能情况。

如果对心电信号、连续逐搏血压进行连续记录，我们会发现心电图的信号中，连续的 R-R 之间的距离并不是恒定的，每二次心动之间的时间间隔（以毫秒计）都是不一样的，R-R 间期随着时间的变化而变化。同时，收缩压峰值也是随着时间的推移而波动（图 10-9）。这种心率和血压随时间而不间断地连续起伏，就被称为心血管振荡（cardiovascular oscillation），反映着中枢自主神经系统对于循环系统的动态调节。由此，如果监测在外周可以测量到的心电信号、连续动脉压力信号，就可以间接对中枢心血管控制功能进行评估。

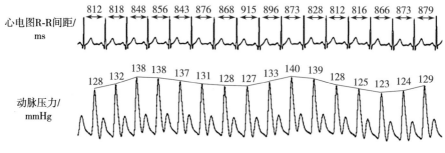

图 10-9　同步监测所显示的心电图 R-R 间期及动脉收缩压的实时变化情况

一、心率变异性分析

心率变异性（heart rate variability，HRV）分析被广泛应用于医学、生理学和心理学领域，是一种用于评估心脏自主神经系统活动状态的无创分析方法，即通过测量心搏之间时间间隔的变化来研究心脏受到自主神经系统调控的情况。

心率变异的监测及分析方法起源于 20 世纪的 60 年代。1965 年 Hon 和 Lee 首次注意到当发生胎儿窘迫时，在心率出现变化之前其心搏的节律间期就已经发生了改变。之后，Sayers 等人就将注意力集中在逐搏心率信号中是否可以体现人体的生理节律上。20 世纪 70 年代，Ewing 等人设计了一系列短时程监测心电图 R-R 间距差异以检测糖尿病患者自主神经病变的简单床旁评估方法。而 Wolf 等人在 1977 年则首次发现了心肌梗死后 HRV 的降低与患者的死亡率具有直接的相关性。1981 年，Akselrod 等人将心率变异的功率谱分析引入临床，以定量评估自主神经对于心血管系统的控制水平。其后，随着新型数字化、高频、24 小时多通道心电图记录仪等技术及设备的出现，HRV 便逐步为临床提供了越来越多有价值的生理学和病理学信息。

（一）采集和分析方法

HRV 通常需要通过常规心电图（ECG）来收集逐搏的心率数据，然后使用计算机算法进行分析。

1. 时域分析（time domain analysis） 临床上最常用的 HRV 评估方法。该分析中，所得到的 HRV 各项指标均来源于直接测量的正常心脏搏动之间（normal-to-normal，即 NN）的 R-R 间期，或 NN 间期之间的差异。其中，最简单、应用最广泛的 HRV 指标 SDNN 就是通过计算一个较长时间段之中所有 NN 间期的标准差来获得的。时域分析主要参数见表 10-1。

表 10-1 时域分析主要参数列表

参数	单位	计算方法
SDNN	ms	所有正常心脏搏动 NN 间期的标准差
SDANN	ms	心电记录期间所有 5min 片段 NN 间期平均值的标准差
rMSSD	ms	相邻心动周期的 NN 间期差值的均方根
pNN50	%	两个时间差大于 50ms 的相邻心动周期的百分占比

其中，SDNN 被认为是反映整体变异性的指标，rMSSD 和 pNN50 则被认为是主要反映心脏副交感神经调节的指标。但是，在所有时域 HRV 参数中，没有最可能代表心脏交感活性的参数。心脏疾病患者时域 HRV 参数的降低，可能提示着患者具有较高的死亡风险。

2. 频域分析（frequency domain analysis） 频域分析通过将心脏节律转换为频谱分析而获得。频域分析能够提供 HRV 功率水平随频率分布的信息，可以反映交感神经系统和迷走神经系统的功能水平。

频域分析通常用于人体在某些受控条件下（如 Valsalva 动作、深呼吸试验、直立倾斜试验等时）的自主神经功能分析。首先需要进行 5 分钟的基线心电记录，而后评估反射活动时功率谱中不同频率区间的功率变化情况。频谱分析旨在分离整个功率谱的不同频率成分。

计算频谱参数最常用的方法是快速傅里叶变换（fast Fourier transformation，FFT）。全部 R-R 间期变异性功率谱密度的总和称为总功率（total power），主要包括 4 个频段部分：高频功率（high frequency，HF）、低频功率（low frequency，LF）、极低频功率（very low frequency，VLF）和超低频功率（ultra low frequency，

ULF）。短时间频谱分析则主要包括：HF、LF 和 VLF 三部分。图 10-10 为功率谱密度（Power spectral density，PSD）的示意图。

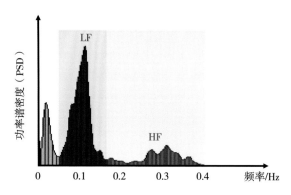

图 10-10　频域分析中的功率谱密度示意

低频功率（LF）和高频功率（HF）是其中重要组成部分。

　　一般认为，HF 代表迷走神经张力，而 LF 可能既表达了交感神经和迷走神经两者对心血管系统的影响，也与压力反射敏感性密切相关。LF/HF 比值也被称为"交感 / 迷走平衡"，代表了压力反射敏感性和迷走神经张力调节之间的相互关系。VLF 功率代表了影响心脏的几种因素，如体温调节、肾素 - 血管紧张素系统和内皮因子等；也被认为是体现着交感神经活性。ULF 频谱是频率非常低的振荡，可能是人体昼夜节律和神经内分泌节律的反映。频域分析主要参数见表 10-2。

表 10-2　频域分析主要参数列表

参数	单位	描述
Total power	ms^2	所有频率 <0.4Hz 成分的功率总和
ULF	ms^2	超低频（<0.003Hz）功率
VLF	ms^2	极低频（0.003~0.04Hz）功率
LF	ms^2	低频（0.04~0.15Hz）功率
HF	ms^2	高频（0.15~0.4Hz）功率
LF/HF	比值	低频功率与高频功率的比值

图 10-11 显示了一名健康人在直立倾斜试验过程中，功率频谱密度的变化情况。在静息平卧状态时，LF 功率和 HF 功率大致相当，LF/HF 比值为 1.06；但当其处于直立倾斜状态时，总功率下降，其中，HF 功率部分明显降低，而虽然 LF 功率的绝对值略有下降，但 LF 功率部分在总体上却占据了主导地位，LF/HF 比值明显上升至 3.66。

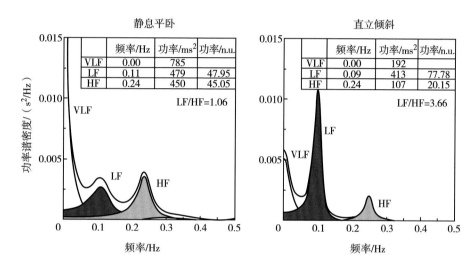

图 10-11 在体位改变过程中，健康人功率谱密度中极低频功率（VLF）、低频功率（LF）和高频功率（HF）的变化

3. 非线性分析（nonlinear analysis） 由于心脏节律的非线性特性，非线性分析可以较少依赖于记录信号的预处理，并能够更好地表达心率变异性的复杂性。虽然，非线性分析指标的病理生理机制尚未完全清晰阐明，但一些研究证据已表明，在疾病危险分层的研究中，这种更复杂的 R-R 间期变异性数学分析方法优于传统的 HRV 参数。其中，去趋势波动分析（detrended fluctuation analysis，DFA）、幂律关系分析（power law relationship analysis）、近似熵（approximate entropy）和点相关维度（point correlation dimension，PD2i），已被证实可以为疾病提供更准确及全面的预后信息。

（二）心率变异分析的临床应用

1. 糖尿病患者自主神经功能障碍的检测 心脏自主神经病变是糖尿病

的主要并发症之一。患者的自主神经病变可累及多个系统。其中，心血管系统的自主神经功能损害则更与患者死亡率的增加密切相关。

早在 20 世纪 70 年代，糖尿病患者的自主神经功能障碍就逐渐被临床所认识。最初的检测及评估工作仅基于一系列简单的床旁操作，如 Valsalva 动作、深呼吸试验及卧立位血压的测量。近年来，随着 HRV 相关研究的发展，HRV 已被推荐作为一种简单、无创、可靠且易于应用的工具用于糖尿病自主神经病变的诊断。

糖尿病患者 HRV 的降低不仅与疾病进展和不良预后息息相关，也是患者肾功能障碍、心脑血管功能障碍、微小视网膜病变的独立风险预测因子，并且还与猝死风险增加相关。

临床常用的糖尿病患者心脏自主神经功能障碍（cardiac autonomic dysfunction，CAN）检测的标准如下：

（1）静息心率（>100 次 /min 为异常）。

（2）心率变异性：患者静息平卧状态下（未饮用咖啡、无前夜低血糖发作），自然呼吸或进行 6 次 /min 节律控制呼吸时通过心电监测患者的心率，检测呼气时相与吸气时相的心率差值，>15 次 /min 为正常，<10 次 /min 为异常。在 20~24 岁人群中，R-R 间期的呼气 / 吸气比值应大于 1.17（随着年龄的增长，该比值会下降）。

（3）心率对站立反应：连续心电监测下，测量站立后的第 15 次和第 30 次心搏时的 R-R 间期，30∶15 比率需 >1.03。通常，心动过速之后是反射性心动过缓。

（4）心率对 Valsalva 动作的反应：受试者用力向压力计的吹嘴呼气（压力约 40mmHg），持续 15 秒，同时进行心电监护记录。其间，健康受试者最长与最短 R-R 间期的比值应为 >1.2。

（5）收缩压对站立的反应：测量受试者平卧时及站立 2 分钟时的收缩压。①正常：收缩压下降 <10mmHg；②临界：收缩压下降 10~29mmHg；③异常：收缩压下降 >30mmHg 并有症状。

（6）舒张压对等长运动的反应：受试者首先用力挤压握力计以测量出握力的最大值，随后以 30% 的最大握力紧握握力计 5 分钟。另一侧手臂的舒张压上升 >16mmHg 为正常反应。

（7）心电图 QT/QTc 间期：QTc 应 <440 毫秒。

（8）心率变异的功率谱分析：①VLF 峰值降低（交感神经功能障碍）；②LF 峰值降低（交感神经功能障碍）；③HF 峰值降低（副交感神经功能障碍）；④LF/HF 比值降低（交感神经失衡）。

（9）神经血管流量（Neurovascular flow）测量：使用无创激光多普勒仪测量外周交感神经对伤害刺激的反应。

2. 卒中患者自主神经功能障碍的检测　脑血管疾病亦与自主神经系统功能障碍密切相关。

如前所述，卒中可以诱发严重的心律失常，导致患者出现心源性猝死（发生率约为 6%）。临床上，对于急性缺血性卒中患者出现心率变异性变化的观察始于 20 世纪 90 年代初。心率变异性的变化在卒中急性期最明显。患者出现心脏自主神经功能的改变，亦即出现交感神经活性的增加，以及迷走神经张力的下降。患者 HRV 频谱指数明显降低；右半球卒中患者一过性自主神经功能障碍和心律失常的发生比左半球卒中患者更为常见。大部分缺血性卒中患者的自主神经调节障碍在发病后的 6 个月内可以逐渐恢复。同时，多项研究认为，HRV 的降低可以作为评价卒中后复发和死亡率增加的标志。而 LF 和 VLF 功率的降低与死亡率显著相关。

3. 多发性硬化症患者自主神经功能障碍的检测　在肌营养不良患者中，心血管损害发生频繁，尤以房性和室性心律失常以及传导阻滞的发生更为常见。迪谢内肌营养不良（Duchenne muscular dystrophy，DMD）和贝克肌营养不良（Becker muscular dystrophy）患者有着明显增高的猝死风险；同样，强直性肌营养不良（myotonic dystrophy）患者的猝死风险也较高，均与自主神经失衡明显相关。肌营养不良患者的 pNN50 和 HF 功率显著降低，LF 功率和 LF/HF 比值显著升高。并且，HRV 的改变与疾病的进展有关。

4. 帕金森病（Parkinson's disease）患者自主神经功能障碍的检测 帕金森病患者在出现运动障碍、强直和震颤等典型症状的同时，也会出现各种自主神经的功能障碍。即便在只有轻微临床症状无须治疗的患者中，HRV 的降低就已存在，提示帕金森病患者的自主神经系统通常在疾病早期就已经受累。同时，现已证实患者的自主神经功能障碍与其运动迟缓和运动功能障碍明显相关，也与疾病的严重程度有关。在进行脑深部电刺激（deep brain stimulation，DBS）治疗的帕金森病患者中，对 DBS 有良好临床反应的患者会出现心率变异性 LF 功率的显著增加。

5. 癫痫患者自主神经功能障碍的检测 在疾病的晚期，特别是在那些难治性癫痫患者中，可出现明显的心率变异性的改变。不仅常规 HRV 参数会出现异常，非线性参数指标也会出现异常。自主神经系统损伤可在癫痫发作后立即出现。在癫痫发作后的即刻以及之后 5~6 小时的观察期间，HRV 时域参数明显下降；LF 功率谱明显降低，而之后 HF 功率谱也出现下降。在全身性强直阵挛发作患者，HRV 的变化更为明显。

二、压力反射敏感度

压力反射活动（baroreflex action）是人体通过控制心率、心脏收缩力和外周血管阻力调节血压最快速的生理机制。压力反射敏感度（baroreflex sensitivity，BRS）是反映人体血压调节系统效率的量化指标。换言之，BRS 表示在单位血压变化下，心率变化的大小。

众所周知，血压调节系统主要涉及两个主要部分：压力感受器（baroreceptors）和反射通路。压力感受器位于大动脉和颈动脉窦中，是一种特殊的感觉细胞，能够感知动脉壁的拉伸程度。当血压升高时，动脉壁被拉伸，压力感受器被激活，并向中枢神经系统发送神经信号。当这些信号抵达中枢神经系统，特别是位于脑干延髓的血压调节中枢后会引发一系列的生理反应，抑制血压的进一步上升。这包括减慢心率（通过影响心脏起搏中枢）和扩张血管（通过影响血管平滑肌）；相反，当血压降低时，压力感受器的活动减弱，导致心脏加速、血管收缩，从而提高血压水平。

通常，人体动脉血压的升高必然会在很短时间内（通常在数秒内）引发心率的降低，而血压的下降也会在很短时间内导致心率的上升。

（一）采集和分析方法

为了精确测定动脉压力反射在生理或病理过程中所起的作用，量化评估必不可少。BRS 被定义为：以毫秒（ms）为单位的心动间期（interbeat interval，IBI）对应于动脉收缩压（systolic arterial pressure，SAP）变化的反应量，其单位为 ms/mmHg。

自 1969 年 Smyth 等人提出这一概念以来，出现了许多用来评估 BRS 的方法。其中，序列技术（sequence technique）是目前测量 BRS 的常用方法，可同步、连续记录逐搏无创连续血压的收缩压以及心电监测的 R-R 间期，如图 10-12。如发现 3 次或 3 次以上的连续逐渐上升的 SAP 并伴随有与之同步逐渐增加的 RRI；或连续逐渐下降的 SAP 并伴随有与之同步逐渐缩

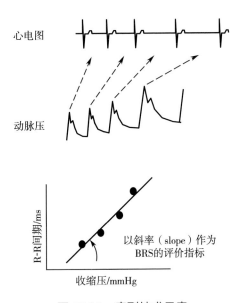

图 10-12　序列技术示意

血压（mmHg）与心动周期 R-R 间期（ms）对应变化的斜率即为压力反射敏感度（BRS）的强度大小指标。

短的 RRI，即认定为发生了一次血压调节的压力反射活动。此时，SAP 值与 RRI 值之间所形成序列相关回归线的斜率（slope）即被认为是压力反射敏感性的强度指标。例如，当血压升高 10mmHg，IBI 增加 100ms 时，BRS 即为 10ms/mmHg。但非常明显，该指标与血压的缓冲能力没有直接关系，而是侧重反映窦房结的反射功能；并且，该指标也并不考虑动脉压力反射所产生的效果，即并不区分是 BP 的上升导致 IBI 增加，还是 BP 的下降导致 IBI 缩短。因此，IBI 的变化可能是交感神经张力降低，也可能是迷走神经张力增加，或是两者相互结合变化的结果。

在压力反射活动发生时，RRI 对于 SAP 的（0~5 秒）时间延迟（Tau），可以表示反射活动发生的迅速程度。而每分钟发生的压力反射次数（number of baroreflex estimates），则可以代表 BRS 的发生频度。

（二）压力反射敏感度临床应用

1. 对于疾病的评估　最初，对于压力反射敏感度的定量评价仅集中于人类压力反射控制的生理机制的研究上。然而，在 20 世纪 70 年代初，研究发现心脏病患者的迷走神经压力反射敏感度显著低于正常；心脏疾病所导致的心脏电生理紊乱还与患者压力反射功能的损害密切相关。之后，医学界逐渐确定 BRS 在评估疾病的发生和发展方面具有十分重要的价值。个体 BRS 的降低可以提示：

（1）神经系统功能障碍。

（2）终末器官损伤。

（3）基础疾病发生进展。

（4）心肌梗死后患者及心力衰竭患者的心血管事件风险增加。

（5）发生心血管疾病，包括：高血压、冠状动脉疾病、心肌梗死、心力衰竭等。

2. 治疗策略的进展

（1）血压及心率调控：基于颈动脉神经刺激设备及技术的进步，在患者的双侧颈动脉窦安置电极，通过导线经皮下隧道与胸部皮下植入的脉冲发生器组成植入式神经刺激装置。经过编程、刺激参数调整，对高血压、心绞痛、心力衰竭等患者进行神经电刺激，以力图"逆转"心率、血压控制相关压力感受器的异常从而治疗相应疾病。此方法安全性良好，是治疗难治性高血压和心力衰竭的有效补充措施。

（2）仿生治疗的可能性：自主神经功能异常所引发的直立性低血压目前尚缺乏有效的治疗手段，但仿生压力反射系统（由压力传感器、计算机、电刺激器、硬膜外交感神经刺激电极等共同组成）可能会提高中枢压力反射衰竭患者的交感血管舒缩张力，起到积极的治疗作用。

第四节　颈动脉窦按摩

颈动脉窦（carotid sinus），也被称为颈动脉球（carotid bulb），是位于颈总动脉分叉处及颈内动脉起始部的团状神经血管结构组织。颈动脉窦内含有压力感受器（拉伸感受器），可感受微小的动脉血压变化，在人体控制血压和心率方面起着至关重要的作用。

颈动脉窦反射弧的传入部分起始于位于颈总动脉分叉处的颈动脉压力传感器，经传入神经传输入颅终止于中脑迷走神经核及颅内血管舒缩中枢。反射弧的传出部分通过迷走神经和副交感神经节支配窦房结及房室结，同时通过交感神经系统支配心脏和血管发挥循环功能调控作用。如图 10-13。

在通常情况下，右侧的颈动脉窦按摩（carotid sinus massage，CSM）对窦房结的影响更大，而左侧颈动脉窦按摩则对房室结的影响更大。但这个规律并不是一成不变的，时至今日，颈动脉窦功能障碍所导致的颈动脉窦超敏反应是发生在中枢脑干核团水平还是发生在外周颈动脉压力感受器水平仍存在争议。

需要特别强调的是，颈动脉窦按摩所诱发出的血管减压反应的发生十分迅速，故需要使用无创逐搏血压快速捕捉血压的急剧变化情况。并且，需要进行平卧及直立位测试，故一般在倾斜床上进行。

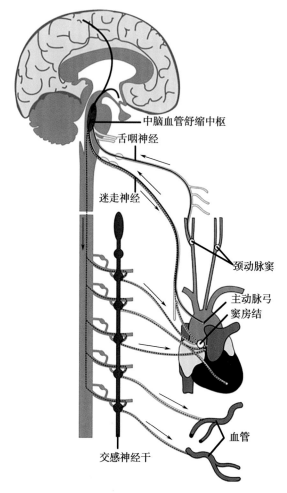

中脑血管舒缩中枢

舌咽神经

迷走神经

颈动脉窦

主动脉弓
窦房结

血管

交感神经干

图 10-13 颈动脉窦反射弧

方法如下：

患者平卧于倾斜床上，连接心电及无创逐搏血压设备。

首先，患者取仰卧位，嘱其面部略微转向一侧，使用单手的三手指（示指、中指及环指）指尖按压对侧颈动脉搏动最明显处（环状软骨水平的胸锁乳突肌前缘，如图 10-14）。上下按摩 10 秒，观察心率、血压变化，以及是否有症状出现；在一侧按摩后，需有足够长的时间间隔，以使心率和血压回到基线后再进行对侧按摩。

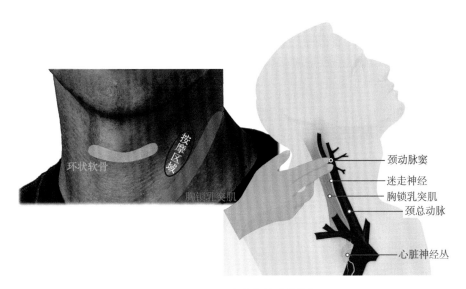

图 10-14　颈动脉窦按摩区域

之后，在 70° 直立倾斜状态重复上述操作。

由于阿托品可以消除迷走神经张力过高所诱导的心搏停搏反应，更准确地评估患者的血管抑制反应，因此，临床上通常在患者被诱发出严重心动过缓或心脏停搏反应后，静脉注射 1mg 或 0.02mg/kg 阿托品后重复进行颈动脉窦按摩。

颈动脉窦按摩所诱发出的晕厥伴有心搏停止和 / 或低血压，且与患者的病史相符合，则检查为阳性（可称为颈动脉窦综合征），结果包括：心脏抑制型（即出现显著的心动过缓或心搏停止 ≥3 秒）；血管减压型（即收缩压下降 >50mmHg），以及混合型（即同时出现心搏停止 ≥3 秒及收缩压下降 >50mmHg）。详见表 10-3。

表 10-3　颈动脉窦按摩分型及阳性反应

心脏抑制型

- 颈动脉按摩基础试验：诱发出伴有 ≥3 秒心搏停止的低血压，并出现自发症状
- 静脉阿托品（1mg 或 0.02mg/kg）后颈动脉按摩：不能诱发出相关的低血压及自发症状

续表

混合型

- 颈动脉按摩基础试验：诱发出伴有≥3秒心搏停止，以及收缩压下降>50mmHg的低血压，并出现自发症状
- 静脉阿托品（1mg或0.02mg/kg）后颈动脉按摩：出现收缩压下降>50mmHg的低血压，自发症状减轻

血管抑制型

- 颈动脉按摩基础试验：诱发出收缩压下降>50mmHg伴有自发症状的低血压，无心搏停止
- 静脉阿托品（1mg或0.02mg/kg）后颈动脉按摩：诱发出相同具有自发症状的低血压

图10-15为一颈动脉窦综合征患者在颈动脉窦按摩时的心电图及无创逐搏连续血压的记录情况。

由于颈动脉窦按摩具有潜在的危险性，操作医生应该意识到可能出现的并发症，特别是神经源性并发症。因此，虽然颈动脉窦按摩的并发症很少见，但对于过去3个月内有过短暂性脑缺血发作和/或卒中的患者（颈动脉超声多普勒检查无明显狭窄者除外），或颈动脉有明显杂音的患者，应避免进行颈动脉窦按摩检查。而在极少数情况下，颈动脉窦按摩还可诱发自限性心房颤动，但临床意义不大。

A. 基础试验

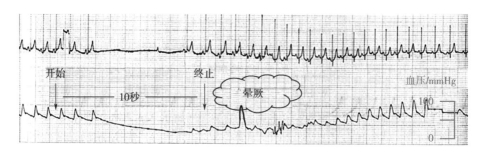

B.阿托品 0.02mg/kg i.v.

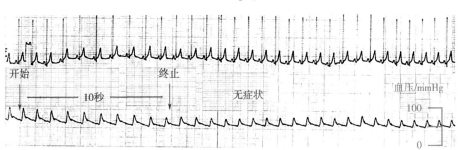

图 10-15 颈动脉窦按摩后诊断为颈动脉窦综合征（心脏抑制型）

试验在心电图、无创逐搏连续血压监测下进行，患者处于 60°直立倾斜状态。箭头所示为按摩开始及终止时刻（时程为 10 秒）。在 A 图的基础试验中，按摩开始后不久就诱发了 6.5 秒的停搏，同时收缩压降至 50mmHg 以下，患者发生了晕厥；为了消除迷走神经张力过高的因素，在静脉予以 0.02mg/kg 阿托品后重复试验，尽管收缩压降至 75mmHg，但晕厥却无法再现（B 图），说明该患者心脏抑制成分是发生晕厥的主要决定因素。

第五节 立位耐力评估

立位耐力（orthostatic tolerance）是指人体在直立状态下维持全身动脉血压及脑灌注的能力。

在平卧状态下，人体大约有 25%~30% 的有效循环血量分布在胸腔；而人体由平卧转为直立状态后，在 10 秒钟内，约有 300~800ml 的血液会由于重力的作用下向腹部、骨盆和腿部的血管聚集，造成静脉回心血量的减少；而随着直立时间的延长，在高毛细血管跨壁压的作用下，上述躯体部位内会有大量无蛋白体液进入胞间隙，导致人体血管内的有效血浆容量在直立后的 10 分钟内继续下降 15%~20%（700ml 左右），使得回心血量进一步下降。这些变化显著降低中心静脉压及心脏舒张末期充盈，致使每搏输出量、心输出量快速下降，进而引发动脉压的下降。然而，在正常人，动脉血压的稳定对维持人体正常的生理状态，尤其是大脑血流灌注的稳定至关重要，由于体位改变所造成的血容量及心输出量的变化并不会导致动脉血压的明显降低，其根源主要在于：人类在长期的进化过程中，已经形成了一套非常系统的维持血压稳定的生理机制。对于体位的变化，人体可以通过：①快速调节血管平滑肌，以改变动静脉直径；②自主神经反射机制调节心输出量；③利用下肢的骨骼肌泵作用；④神经体液的功能活动，来维持血压的稳定。其中，全身系统阻力血管的收缩，以及心率的反射性增加在保持人体直立位血压稳定中起到了关键性的作用。

与此同时，全身血流动力学的变化也直接影响了脑循环的功能状态。我们知道，当全身动脉血压在一定范围内（60~150mmHg）发生变化时，会引起脑灌注压的变化。人体会通过脑小动脉直径的相应变化，调节脑血管阻力（cerebral vascular resistance，CVR）引起对应性改变，使脑血流维持相对恒定。这是一个复杂的、多因素过程，也就是我们所说的脑血流自动调节（cerebral autoregulation，CA）。然而，当全身动脉压离开这个范围，脑血管的舒、缩功能将达到极限，脑血管的功能调节将不能随脑灌注压的变化出现相应的升高或降低，这时脑血流量将完全取决于脑灌注压。与此不同，在即便正常的动脉压状态下，一些脑血流自动调节异常的患者由于生理或/和生理功能的异常，其脑血管紧张度明显升高，引起脑灌注的降低，而出现相应的临床症状。

因此，在人体体位变动的过程中，通过观察全身及脑循环状态的变化可以清晰地了解人体维持全身动脉血压稳定及正常脑灌注的能力，即立位耐力。

临床上，立位耐力的检查根据体位变化是否主动，分为：被动立位耐力（直立倾斜试验）和主动立位耐力（主动站立试验）两种。

一、直立倾斜试验

直立倾斜试验（tilt table testing 或 head-up tilt testing）是一种被动立位耐力试验，通过改变被试者的体位，引起人体循环血液在重力作用下的再分布，从而诱导引发人体神经介导的反射活动（neurally mediated reflex），诱发晕厥的产生。

在临床上，直立倾斜试验主要用于反射性晕厥（reflex syncope）诊断与鉴别诊断的重要工具。同时，对于具有高心血管事件风险的患者或临床资料怀疑为心律失常性晕厥的患者，通过综合评估，当心血管因素被合理排除以后，倾斜试验的检查结果对患者晕厥原因的判断具有很大价值；对于出现短暂意识丧失并伴有抽搐的患者，倾斜试验可以为晕厥与癫痫的鉴别提供极大的帮助；倾斜试验还常用于频繁意识丧失并怀疑有精神疾患患者的诊断工作，以及意外跌倒的老年人的临床诊断；并且，倾斜试验也可以为直立性低血压的诊断及分型提供必要的依据。但尚不能对晕厥的治疗效果作出有效的评估。直立倾斜试验室的常规布置场景见图10-16。

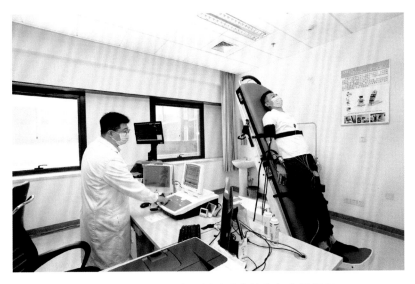

图 10-16　普通直立倾斜试验室的常规布置场景

（一）操作方法

直立倾斜试验宜在安静、灯光暗淡、温度适宜（23℃左右）的房间内进行。患者在检查前4小时应禁食。如患者需随访，再次检查应选取与前次检查接近的时间段，以避免人体生物钟对检查结果的影响。检查可以由护士或有倾斜试验检查经验的技术人员操作，医生应在现场或附近应急。倾斜床须配有支撑脚踏板、护栏和用以防止患者在晕厥后摔伤的固定带；倾斜床须可在 10~15 秒内平稳快速地完成从平卧位到直立位的倾斜，并可在检查结束或患者出现晕厥后，平稳迅速地从直立位恢复到水平位。检查时，需同时记录至少 3 个导联的心电数据，以及通过无创血流动力学监测设备所获得的连续逐搏血压数据。要点如下：

1. 倾斜前平卧　如无静脉置管，至少 5 分钟；如有静脉置管，至少 20 分钟。

2. 倾斜角度　为 60°~70°。

3. 被动直立倾斜时间　最短 20 分钟，最长 45 分钟。

4. 药物诱发　目前通常使用硝酸甘油进行药物激发（在经过 20 分钟无药期后，于直立位给予 300~400μg 硝酸甘油舌下含服；在国人中，使用 0.25mg 低剂量硝酸甘油进行药物激发，亦可取得满意效果）。

（二）试验方案

1. 无药物激发的直立倾斜方案（Westminster protocol）　在 10 分钟静息平卧后，开始 60° 头向上直立倾斜检查。最长倾斜时间为 45 分钟。如检查中出现头晕眼花、视物模糊、恶心、面色苍白、出汗及体位控制障碍等晕厥先兆或晕厥，或患者在未出现任何症状的前提下完成全部试验过程后，将患者恢复至水平位，继续平卧 10 分钟（恢复期）。见图 10-17。

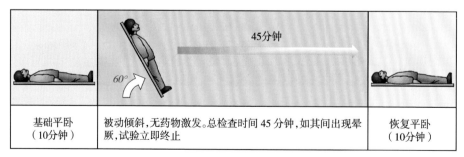

| 基础平卧（10分钟） | 被动倾斜，无药物激发。总检查时间 45 分钟，如其间出现晕厥，试验立即终止 | 恢复平卧（10分钟） |

图 10-17　无药物激发的直立倾斜方案（westminster protocol）示意

2. 意大利方案（Italian protocol）　在 10 分钟静息平卧后，开始 60° 头高位直立倾斜检查。如在被动倾斜后 20 分钟，患者未出现晕厥，则在此 60° 的直立倾斜位，给予硝酸甘油 0.4mg 舌下含服，并继续进行最长 15 分钟的附加药物负荷试验。试验终点为患者出现晕厥先兆或晕厥，或完成全部试验过程。如出现晕厥，应该立即将患者体位恢复至水平，终止试验。恢复期为10 分钟。见图 10-18。

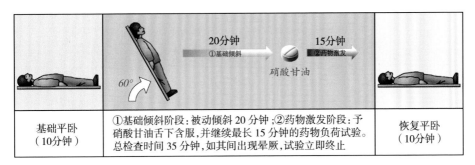

图 10-18　意大利方案（Italian protocol）示意

3. 低剂量硝酸甘油激发方案　静息平卧 5 分钟，开始 70° 头高位倾斜试验。如倾斜 20 分钟内未达到终止条件，则于直立倾斜状态下舌下含服硝酸甘油片 0.25mg，并继续进行倾斜负荷试验，药物激发阶段最长时间 15 分钟。恢复期 5 分钟。

（三）结果判断

1. 倾斜试验阴性　在整个的检查过程中，被试者未出现任何不适及症状，血压、心率等指标稳定。

2. 倾斜试验阳性　在检查过程中，如被试者出现晕厥先兆或晕厥，同时伴有血压和 / 或心率的下降（血压下降一般指收缩压下降 20mmHg，或者收缩压低于 90mmHg），即应当考虑试验阳性。临床上，倾斜试验的阳性结果可以分为以下三种类型：

（1）1 型（混合型）：晕厥时心率与血压同时降低，心室率不低于40 次 /min 或低于 40 次 /min 不超过 10 秒，伴或不伴有不超过 3 秒的心脏停搏，血压下降在心率减慢前出现。如图 10-19。

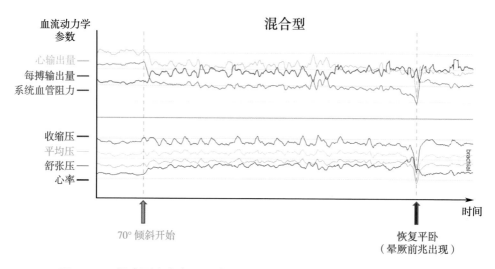

图 10-19　混合型患者在晕厥或晕厥前兆发生时，心率、血压同时下降

（2）2 型（心脏抑制型）：2A 型（心脏抑制型不伴心脏停搏），心率减慢，心室率低于 40 次 /min 超过 10 秒，但没有超过 3 秒的心脏停搏，血压下降在心率减慢前出现；2B 型（心脏抑制不伴有心脏停搏），心脏停搏超过 3 秒，血压与心率同时下降或先于心率下降。见图 10-20。

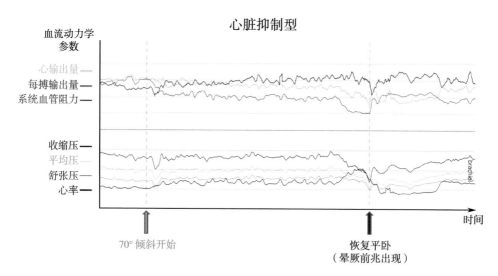

图 10-20　心脏抑制型患者在晕厥或晕厥前兆发生时，
血压显著降低，且同时或随后出现显著的心率减慢或心脏停搏

（3）3型（血管减压型）：在晕厥时，心率下降不超过峰值的10%。见图10-21。

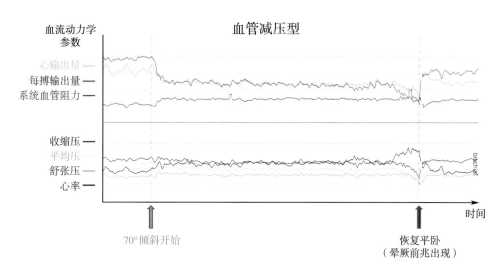

图 10-21　血管减压型患者在晕厥或晕厥前兆发生时，
血压显著降低，但心率无明显减慢

二、主动站立试验

主动站立试验（active standing）也经常用于晕厥的诊断工作，但与倾斜试验相比，主动站立开始后，由于双腿、腹部肌肉的强力收缩，容量血管、阻力血管受到肌肉的挤压，引起外周血管阻力快速升高，使得心房压及心输出量迅速提高，刺激心脏压力传感器（low-pressure receptors），使大脑舒血管反应加强，导致系统血管阻力明显下降（大于40%），从而出现6~8秒短暂动脉压的降低。

由于直立初期血压的骤然下降，很多人，即便是无晕厥病史的健康人也会出现明显头晕现象。而随后，与被动倾斜试验相似，在多种调节机制的参与下，下降的血压逐渐稳定。两者血流动力学的比较见图10-22。

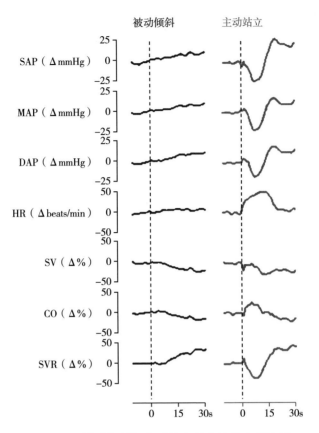

图 10-22　被动倾斜与主动站立的血流动力学比较

收缩压（SAP）、平均压（MAP）、舒张压（DAP）和心率（HR）的变化以绝对值表示；每搏输出量（SV）、心输出量（CO）和系统血管阻力（SVR）的变化以百分比（%）表示。

（刘杰昕）

推荐阅读 ● ● ●

1. WESSELING K H, JANSEN J R C, SETTELS J J, et al. Computation of aortic flow from pressure in humans using a nonlinear, 3-element model [J]. Journal of Applied Physiology, 1993, 74（5）: 2566-2573.

2. NOVAK P. Assessment of sympathetic index from the Valsalva maneuver [J]. Neurology, 2011, 76（23）: 2010-2016.

3. JONES P K, GIBBONS C H. The role of autonomic testing in syncope [J]. Auton

Neurosci，2014，184：40-45.

4. 刘杰昕，杜嵩，王跃，等 . 0.25mg 低剂量硝酸甘油激发直立倾斜试验在血管迷走性晕厥诊断中的应用［J］. 中国卒中杂志，2020，15（6）：7.

5. FITZPATRICK A P，THEODORAKIS G，VARDAS P，et al. Methodology of head-up tilt testing in patients with unexplained syncope［J］. J Am Coll Cardiol，1991，17（1）：125-130.

6. CHESHIRE W P，DUDENKOV D V，MUNIPALLI B. Tilt table testing［J］. JAMA，2024，331（17）：1494-1495.

7. VAN ZANTEN S，SUTTON R，HAMREFORS V，et al. Tilt table testing，methodology and practical insights for the clinic［J］. Clin Physiol Funct Imaging，2024，44（2）：119-130.

图书在版编目（CIP）数据

神经心脏病学临床实践 / 刘杰昕主编 . -- 北京 ：人民卫生出版社，2024．7．--（北京天坛医院神经医学临床工作手册）. -- ISBN 978-7-117-36640-3

Ⅰ. R747.9

中国国家版本馆 CIP 数据核字第 2024AY1683 号

人卫智网	www.ipmph.com	医学教育、学术、考试、健康，购书智慧智能综合服务平台
人卫官网	www.pmph.com	人卫官方资讯发布平台

北京天坛医院神经医学临床工作手册

神经心脏病学临床实践

Beijing Tiantan Yiyuan Shenjing Yixue Linchuang Gongzuo Shouce

Shenjing Xinzangbingxue Linchuang Shijian

主　　编：刘杰昕
出版发行：人民卫生出版社（中继线 010-59780011）
地　　址：北京市朝阳区潘家园南里 19 号
邮　　编：100021
E - mail：pmph @ pmph.com
购书热线：010-59787592　010-59787584　010-65264830
印　　刷：北京华联印刷有限公司
经　　销：新华书店
开　　本：710×1000　1/16　　印张：14
字　　数：200 千字
版　　次：2024 年 7 月第 1 版
印　　次：2024 年 9 月第 1 次印刷
标准书号：ISBN 978-7-117-36640-3
定　　价：98.00 元
打击盗版举报电话：010-59787491　E-mail：WQ @ pmph.com
质量问题联系电话：010-59787234　E-mail：zhiliang @ pmph.com
数字融合服务电话：4001118166　　E-mail：zengzhi @ pmph.com

48